Barbara Simonsohn

BRENN NESSEL

Das Wunderkraut für Gesundheit, Küche und Schönheit

Kompakt-Ratgeber

Haben Sie Fragen an den Mankau Verlag?
Anregungen zum Buch?
Erfahrungen, die Sie mit anderen teilen möchten?

Besuchen Sie unsere sozialen Netzwerke:
www.mankau-verlag.de/forum

mankau

Impressum

Bibliografische Information der Deutschen Nationalbibliothek
Die Deutsche Nationalbibliothek verzeichnet diese Publikation in der Deutschen Nationalbibliografie; detaillierte bibliografische Daten sind im Internet über http://dnb.d-nb.de abrufbar.

Barbara Simonsohn
Brennnessel. Das Wunderkraut für Gesundheit, Küche und Schönheit
101 Anwendungen und Rezepte
Kompakt-Ratgeber
ISBN 978-3-86374-652-0
4. Auflage 2026 $(1^{22} \cdot 2^{22} \cdot 3^{24})$

Mankau Verlag GmbH
Pfarrgasse 1, D-82497 Unterammergau
kontakt@mankau-verlag.de
Im Netz: www.mankau-verlag.de
Soziale Netzwerke: www.mankau-verlag.de/forum

Lektorat: Redaktionsbüro Julia Feldbaum, Augsburg
Endkorrektorat: Susanne Langer-Joffroy M. A., Germering
Cover/Umschlag: Guter Punkt GmbH & Co. KG, München
Layout: X-Design, München
Satz und Gestaltung: lydiakuehn.de, Aix-en-Provence, Frankreich
Energ. Beratung: Gerhard Albustin, Raum & Form, Winhöring

Bildnachweis:
© **Theo Hodapp** 4, 12–13, 15 (gr.), 77, 128
© **Barbara Simonsohn** 31, 106, 128
© **Cornelia Simonsohn** 152
© **stock.adobe.com** nikolaydonetsk: 4, 5, 44–45; TashaBubo: 7; svehlik: 10; Chrispo: 15 (kl.); Juulijs: 17; logos2012: 21; Designer: 37; Jackin: 41; ontronix: 43; ifeelstock: 47; Melica: 54; Racle Fotodesign: 56; Julia: 61; Martina: 69; Sandra Standbridge: 71; 7monarda: 74; ela110: 79; Madeleine Steinbach: 85; Melica: 93; mimmi: 113; Анна Бортникова: 124; BigDreamStudio: 131; am13photo: 133; nikolaydonetsk: 135; denio109: 138; bilderhexchen: 141

MIX
Papier | Fördert gute Waldnutzung
FSC® C110508

Druck: Westermann Druck Zwickau GmbH, Zwickau/Sachsen

Hinweis für die Leser:
Die Autorin hat bei der Erstellung dieses Buches Informationen und Ratschläge mit Sorgfalt recherchiert und geprüft, dennoch erfolgen alle Angaben ohne Gewähr. Verlag und Autorin können keinerlei Haftung für etwaige Schäden oder Nachteile übernehmen, die sich aus der praktischen Umsetzung der in diesem Buch vorgestellten Anwendungen ergeben. Bitte respektieren Sie die Grenzen der Selbstbehandlung und suchen Sie bei Erkrankungen einen erfahrenen Arzt oder Heilpraktiker auf.

Vorwort

Wer die Brennnessel bis jetzt wegen ihrer »Stacheligkeit« am Wegesrand hat stehen lassen, wird umdenken müssen, denn sie wurde gerade zur »Heilpflanze des Jahres 2022« gekürt – wegen ihrer Vielseitigkeit in Sachen Gesundheit. Ein Superfood direkt vor unserer Haustür, in großen Mengen vorhanden und leicht zu verarbeiten. Es war noch nie so einfach, sich mit wertvollen Vitalstoffen zu versorgen.
Nicht nur für die Gesundheitsprophylaxe ist diese Pflanze ein Geschenk, sondern sie wirkt gegen viele Beschwerden. Lassen Sie sich überraschen, wozu die Brennnessel fähig ist! Vielleicht werden Sie nie wieder von ihr als »Unkraut« sprechen, sondern sie eher als »die Königin der Beikräuter« ansehen.

Herzlich,
Ihre Barbara Simonsohn

Inhalt

Einleitung

Eine meiner Großmütter entfachte in mir schon früh die Liebe zur Natur. Sie war Kräuterkundige, und wenn wir Enkel sie ärgern wollten, riefen wir ihr »Kräuterhexe« hinterher und rannten schnell weg. Damals war ich zu jung, um ihr Heilkräuterwissen entsprechend zu würdigen.

Aber an ein wundervolles Erlebnis kann ich mich dennoch bis heute erinnern. Es war vielleicht Ende Juni, ein strahlend sonniger Morgen, und meine Zwillingsschwester und ich waren etwa zehn Jahre alt und mit unserer Großmutter draußen unterwegs. Zwischen dem Grundstück unserer Großeltern zum Milchbauern hin war ein Graben, an dessen Ufer ein großer Brennnesselhorst wuchs.

Plötzlich nahmen wir dort eine Bewegung wahr. Eine »Wolke« wie aus Seide bewegte sich und trieb über die Wiese. Unsere Oma erklärte uns dieses Phänomen. Sie nannte es die »Hochzeit der Brennnesseln«. Die winzig kleinen Samen der männlichen Brennnessel, fein wie Puderzucker, hatten sich mit einem Windhauch auf den Weg gemacht zu den weiblichen Nesseln, um sich mit ihnen zu vereinen. Brennnesseln sind Windbestäuber. Beim Öffnen stellen sich die eingebogenen Staubgefäße der männlichen Blüten kerzengerade und explosionsartig auf und vertrauen den Blütenstaub als kleines Wölkchen dem Wind an.

Dieses Phänomen, das uns damals verzaubert hat, habe ich seither erst zweimal wieder beobachten können – immer bei schönem Wetter, immer frühmorgens und um die Zeit der Sonnenwende Ende Juni herum. Wer einmal Zeuge dieser stillen Vereinigung war, wird dieses Erlebnis niemals vergessen.
Ich habe von meiner Oma viel altes Kräuterwissen übermittelt bekommen und bin ihr bis heute dankbar. Ab und an habe ich das Gefühl, dass sie mir ihr Wissen immer noch »zuflüstert«, wenn ich ahnungslos ein neues Kraut in den Händen halte.

Vor mehr als vierzig Jahren war ich auf einem biologisch-dynamischen Hof zuständig für die Zubereitung der biodynamischen Präparate (Grundlage hierfür ist der sogenannte landwirtschaftliche Kurs von Rudolf Steiner).

Wölkchen von Blütenstaub im Wind

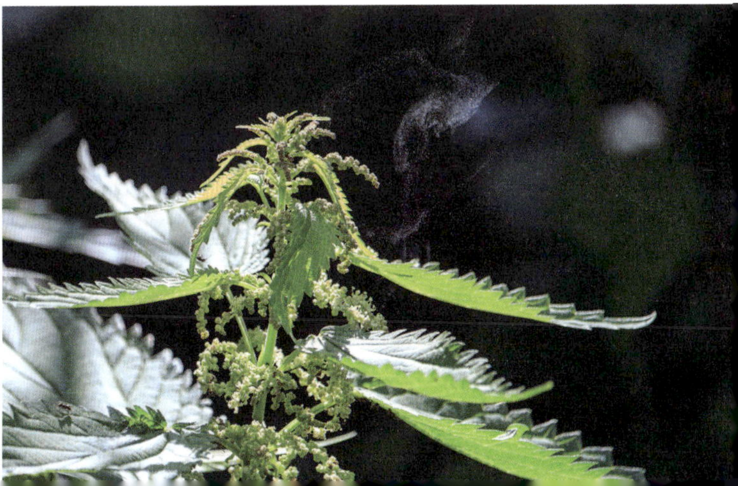

Das sind Kräuteressenzen, die dem Kompost beigegeben werden, um ihn empfänglich für die »dynamischen« Impulse zu machen, die von den Planeten auf die Erde strahlen. Allein die Brennnessel braucht keine »tierische Hülle« wie die vier anderen biologisch-dynamischen Präparate, sie ist ja schon in einen Mantel aus Tiergiften wie Bienen- und Ameisensäure gehüllt und zudem behaart. Zu bestimmter Zeit gepflückt, wird sie einfach in den Humusboden vergraben und in homöopathischer Dosierung dem Kompost zugesetzt. Die Brennnessel, so sagt Rudolf Steiner in seinem landwirtschaftlichen Kurs, »durchstrahlt den Kompost wie das Eisen das Blut« und sorgt dafür, dass die Urbilder der Pflanzen sich besser inkarnieren können und artgerechter wachsen.
Zurzeit stelle ich die Brennnesseljauche für den Permakulturgarten am Hamburger Volkspark her, und natürlich auch für meinen Schreber- und Hausgarten. Im Herbst sammele ich die kostbaren Brennnesselsamen. Beim Joggen nehme ich in meiner Bauchtasche Einmalhandschuhe und zwei dünne Plastiktüten mit und stribbele die Brennnesselsamen dort hinein, wenn ich auf einen Brennnesselhorst treffe. Dann trockne ich sie zu Hause. Botaniker nennen die Brennnessel eine anthropochore Pflanze – *Anthropos* heißt auf Altgriechisch Mensch, und *choreia* Tanz –, also eine Pflanze, die »mit dem Menschen tanzt«. Die Brennnessel folgt den Menschen überall hin, als wollte sie von ihnen adoptiert, gewürdigt oder gar geliebt werden – eben mit ihnen durchs Leben tan-

zen. Die Pflanzendeva dieser Pflanze steht sozusagen vor unserer Gartentür und wartet darauf, von uns als Kulturpflanze aufgenommen zu werden – wie einst Feldsalat, Portulak und neuerdings Löwenzahn und Sauerampfer. Devas sind Bilde- oder Wesenskräfte, die dafür sorgen, dass aus einem Petersiliensamen eine Petersilienpflanze wird und nicht zum Beispiel Schnittlauch.

Welchen Stellenwert hat die Brennnessel für mich?

Sie symbolisiert Fülle und Versorgtsein. Sie ist gespickt mit wertvollen Phytonährstoffen und dienlich für die vielseitigsten medizinischen Anwendungen. Sie kostet nichts, und ich fühle mich durch sie von der Schöpfungskraft geliebt und getragen. Wenn Sie Brennnesseln zu sich nehmen, wirken diese im Körper wie Medizin – um vorzeitigen Alterungsprozessen entgegenzuwirken, sich auf kontinuierlicher Weise zu entgiften, im Säure-Basen-Gleichgewicht zu bleiben, sich optimal zu ernähren und gegenüber pathogenen Keimen zu wappnen.
Sie finden in diesem Buch kreative und hilfreiche Rezepte für Gesundheit und Schönheit. Obwohl es Tee, Samen und Wurzeln auch im Bioladen oder im Internet gibt (und auch viele Salben und Essenzen), empfehle ich, selbst rauszugehen, Brennnesseln zu sammeln und zu verarbeiten. Dies ist nicht nur die bei Weitem preiswerteste Lösung, sondern Sie wissen auch, dass die Pflanzen

fernab von Abgasen gewachsen sind, es sich um echte Wildpflanzen handelt, die Pflanzenteile vitalstoffschonend verarbeitet werden – und Sie haben die Präparate durch Ihre eigene Schwingung noch wertvoller gerade für sich selbst und Ihre Familie gemacht, als es die Präparate aus der Nahrungsergänzungsmittel-Industrie vermögen. Eigene edle Handarbeit toppt alles an Qualität!
Es vergeht für mich kein Tag ohne diese grüne und leckere Power-Medizin. Ich habe auch auf Reisen mein magisches grünes Pulver dabei – und einen Tauchsieder. Grüne Blattspitzen pflücke und verzehre ich beim Joggen in Parks. Ein paar Blätter landen in meiner Bauchtasche und werden später zu Tee. Mein Keller ist gut bestückt mit Brennnesselschätzen wie Tee und getrocknete

INFO

BRENNNESSELZEIT IST IMMER!

Wann ist die beste Zeit, Brennnesseln zu sammeln? Allezeit! Im Winter bis in den März hinein können Sie Brennnesselwurzeln ernten und Fasern für Kordeln und Garn suchen, danach gibt es das frische Blattgrün ganzjährig bis zum Frost, und von Sommeranfang bis Ende Oktober finden sich die leckeren Samen, die geschmacklich an Sesam erinnern. Von daher gesehen ist immer Brennnesselzeit, und Sie lesen dies Büchlein gerade zur rechten Zeit.

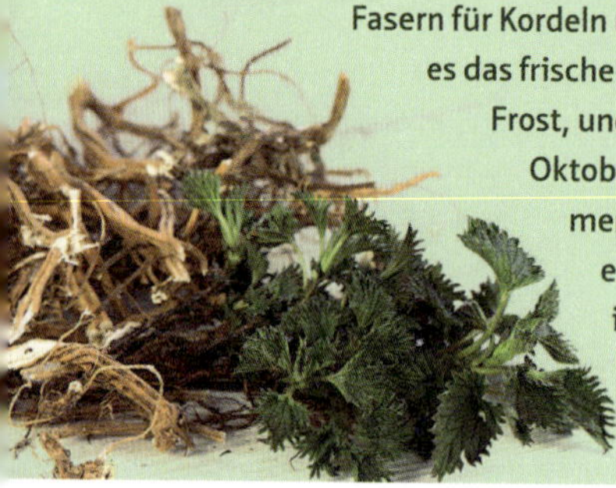

Samen und Wurzeln. Brennnesseln sind zu einem Teil meines Lebens geworden. Die Liebe und Wertschätzung, die ich dieser heimischen Superfood-Pflanze entgegenbringe, fallen doppelt und dreifach auf mich zurück – in Form von Lebenskraft und Lebensfreude, die sie mir täglich schenkt. Krankheiten? Fehlanzeige. Ärzte, Medikamente? Brauche ich nicht.

Jedes Mal, wenn Sie sich mit der Brennnessel beschäftigen, kommen Sie ihrem »Wesen« näher. Egal, ob Sie sie zu einer Salbe oder Haarkur verarbeiten, Blättertee genießen, die Kraft der Samen im Müsli aufnehmen, aus ihren Stängeln Fasern flechten, mit ihr färben, sie im Garten nutzen oder sie fotografieren und zeichnen: Stets werden Sie beschenkt und erleben ihre Kraft und Schönheit.

In meinen Augen ist die Brennnessel in unserem krisenreichen, gestressten und umweltverseuchten Zeitalter von besonderer Bedeutung. Sie stärkt einzigartig unser Immunsystem und schenkt uns die seelische Resilienz, um auf *unserem* Weg zu bleiben und unseren Seelenplan trotz aller Widerstände zu erfüllen. Die Brennnessel ist seit alters her Heilerin, Gartenhelferin, Ernährerin, Aphrodisiakum, Symbolträgerin, Faserlieferantin, Ritualgewächs und ökologische Verbündete. Der Brennnessel-Enthusiast Ludwig Fischer sagt: »Wenn wir sie noch besser verstehen lernen, wenn wir uns noch aufmerksamer ihr nähern, könnte sie auch unsere Lehrmeisterin für ein gewandeltes Naturverständnis werden.«[1]

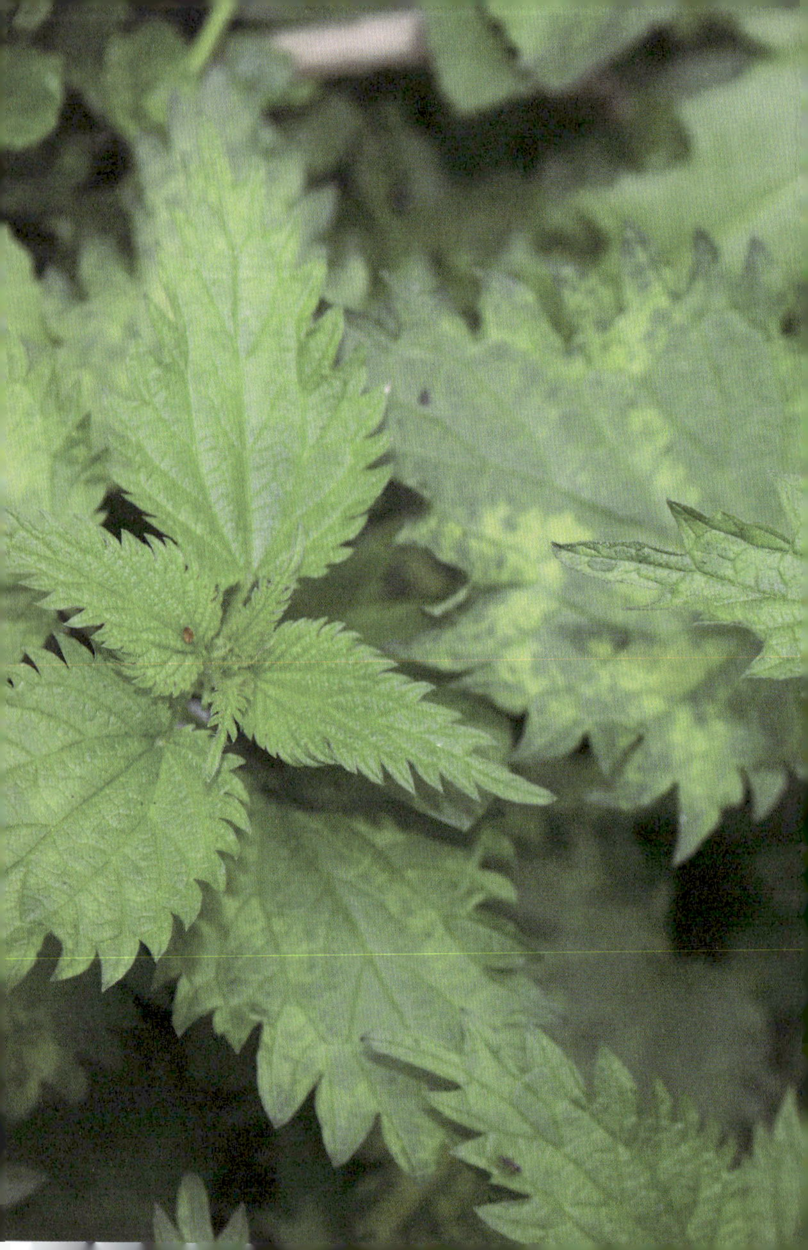

Brennnessel – eine wahre Power-Pflanze

Kaum eine Pflanze hat eine derartige Vitalstoff-dichte. Die Brennnessel enthält genau die Stoffe, die wir brauchen: hochwertiges Eiweiß, Eisen und Chlorophyll sowie wertvolle Mineralstoffe und Spurenelemente.

Zur Botanik der Brennnesselpflanze

Es gibt Hunderte von Brennnesselarten weltweit. Ich konzentriere mich auf die Große Brennnessel, *Urtica dioica*. Sie kann bei günstigen Bedingungen bis zu drei Meter hoch und zwanzig Jahre alt werden und steht in Horsten zusammen. Der Name heißt so viel wie »die brennende Zweihäusige«. Bei der Brennnessel sind nämlich männliche und weibliche Pflanzen getrennt. »Nessel« kommt vom Holländischen »netel«, was Nadel heißt. Es ist aber nicht geklärt, ob sich diese Bezeichnung auf die stechenden nadelartigen Brennhaare bezieht oder auf das Textil, das früher aus Brennnesselfasern hergestellt und mit Nadeln zusammengenäht wurde. Die Nesselstoffherstellung wurde ab 1700 n. Chr. zunehmend eingestellt, weil Baumwolle aus den USA leichter zu verarbeiten war. Da Baumwolle extrem viel Wasser zum Wachsen braucht und Nesselfasern viel langlebiger und reißfester sind als Baumwollfasern, steht der Brennnessel vielleicht eine Renaissance als Textilpflanze bevor, als Dämmmaterial und zur Herstellung von Fischernetzen und Seilen.
Die Kleine Brennnessel *Urtica urens* wird nur vierzig Zentimeter hoch. Ihre Stiche sind noch schmerzhafter, und aus ihr werden die homöopathischen Brennnesselpräparate hergestellt. Die Indikationen sind Gicht, juckende

Hautausschläge und Nesselsucht. Sie ist im Gegensatz zur großen Brennnessel nicht zwei-, sondern einhäusig, das heißt, männliche und weibliche Pflanzenteile befinden sich in einer Pflanze.
Bis auf das südliche Afrika und die Pole haben sich Brennnesselarten überall auf der Welt verbreitet. Die Große Brennnessel ist in Eurasien, Nordafrika und Nordamerika zu Hause und damit endemisch, in Polynesien sowie Südamerika aber ein Neophyt, also eine neuartige eingewanderte Pflanzenart. Die Kleine und die Große Brennnessel lieben humusreichen Boden, ähnlich wie Vogelmiere und Löwenzahn, und gelten daher als Stickstoffanzeiger bzw. Zeigerpflanze für humosen Boden.
Die Pflanze kommt mit direkter Sonneneinstrahlung klar, mag es aber lieber halbschattig bis schattig und feucht.
Die Brennnessel liebt humusreichen und eisenhaltigen Boden, und ihre herzförmigen Blätter sind fein gezackt,

Die Brennhaare der Brennnessel

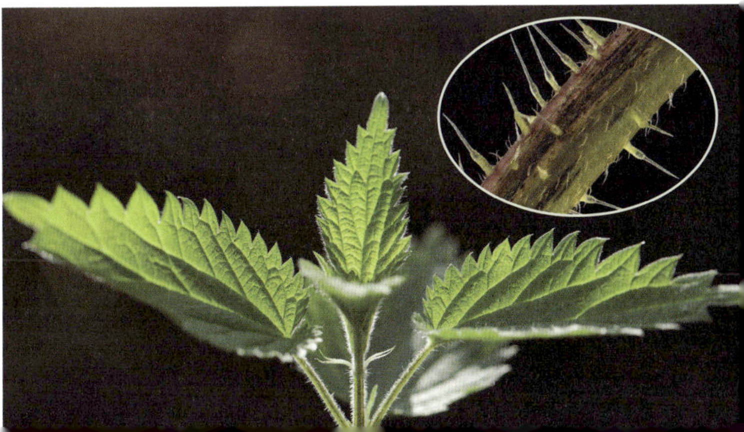

unterwärts flaumig und stehen einander gegenüber an einem holzigen und kerzengeraden Stiel. Zerreißt man den Stängel, sieht man lange, bastähnliche Fasern, aus denen unsere Vorfahren einen leinwandähnlichen Stoff, das geschätzte Nesseltuch, hergestellt haben. Sowohl die Blätter als auch die Stiele sind von winzigen Brennhaaren übersät. Sie bohren sich bei der kleinsten Berührung in die Haut und spritzen ein Gemisch aus Ameisen- und Essigsäure, Serotonin und Histamin ein, zwar pro Härchen nur ein zehnmillionstel Gramm, aber ausreichend für stundenlanges Leid. Zum Beispiel helfen Wegerich und Springkraut in zerriebener Form, das Brennen der Nessel und die Quaddelbildung zu lindern.
Ab Ende Juni bilden sich kleine grünlich-weiße weibliche Blüten in Trauben an den Blattachsen. Die männlichen Blüten bilden sich zur gleichen Zeit auf den männlichen Pflanzen. Sie stehen in Gruppen in Richtung diagonal aufwärts. Wenn die männlichen Blüten ihren Samen explosionsartig freigeben, erreicht die Wolke daraus auch ohne Wind die weiblichen Blüten, und nach der Befruchtung entstehen winzige Samen oder Nüsschen, eingeschlossen in getrockneten Keimblättern.
Der gelbfarbige Wurzelstock der Großen Brennnessel, von der dieses Buch handelt, ist stark verästelt und bildet in alle Richtungen unterirdische horizontal wachsende Sprossen, Rhizome genannt. Die Wurzeln liegen dicht unter der Erdoberfläche und lassen sich leicht herausziehen. Aus den Wurzeln bilden sich Brennnesselhorste

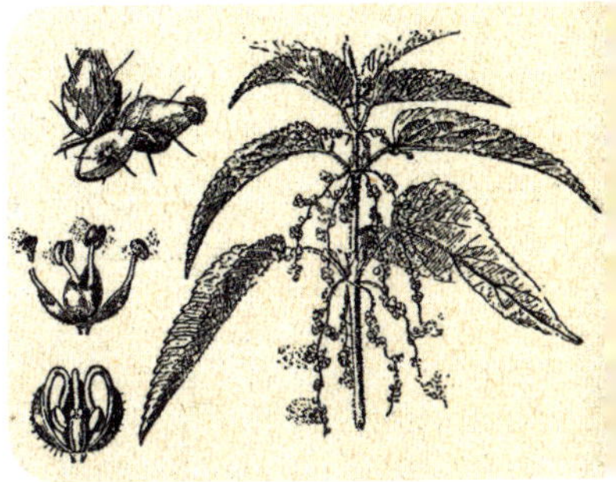

oder Sprossbüschel wie Perlen auf einer Schnur aneinandergereiht.
Alle Teile der Pflanze sind nützlich und heilkräftig – Blüten, Blätter, Stiele und Wurzeln. Je nach Jahreszeit wandert die Lebenskraft der Pflanze im Frühjahr in die Blätter, im Sommer und Frühherbst in die Samen und im Herbst in die Wurzeln. Entsprechend sollten die Pflanzenteile gesammelt werden. Für die Blätter ist eigentlich fast immer »Frühling«, weil Brennnesseln zum Beispiel am Rand von Wiesen häufig gemäht werden und immer wieder frisch austreiben. So kann man auch bis in den Frost hinein leuchtend grüne junge Blätter ernten. Oft schon Ende Januar sieht man die jungen Blätter aus den Wurzeln hervorsprießen. Achtung, sie sind besonders stechend!
Wer keine Zeit zum Selbersammeln und Zubereiten hat, findet fertige Brennnesselprodukte im Bioladen oder im Internet, ob getrocknete Blätter für Tee, Samen oder gereinigte, geschnittene Wurzeln. Bei Samen sollte man darauf achten, dass sie unbedingt keimfähig sind. Das kann man selbst ausprobieren, indem man sie auf eine feuchte Küchenrolle ausbringt oder in einem Keimgerät versucht, zum Keimen zu bringen. Nur dann sind die wertvollen Inhaltsstoffe aktiv. Ich propagiere, selbst zu sammeln und bei Rohkosttemperatur zu trocknen.

Die Inhaltsstoffe der Pflanze

Die Brennnessel hat für unsere seelische wie körperliche Gesundheit viel zu bieten, sie schenkt uns wertvolle Stoffe zur Ergänzung unserer normalen und leider oftmals vitalstoffarmen Ernährung.

INFO

AUF EINEN BLICK

Brennnesseln enthalten/haben:[2]

- 30-mal so viel Chlorophyll wie Kopfsalat und mehr als jede andere heimische Pflanze
- 50-mal so viel Eisen wie Kopfsalat und doppelt so viel wie Rindfleisch
- 6-mal so viel Vitamin C wie Zitronen und Spinat
- 5-mal so viel Protein wie in Avocados
- 40 Prozent mehr Eiweiß als Soja
- ein mehr als 3-mal so hohes antioxidatives Potenzial wie Vitamin E
- doppelt so viele Ballaststoffe wie Spinat
- 6-mal so viel Kalzium wie Spinat
- doppelt so viel Mangan wie Spinat
- 7-mal so viel Magnesium wie Kopfsalat
- doppelt so viele langkettige Fettsäuren wie Spinat
- 3-mal so viel Polysaccharide wie Spinat
- den höchsten Gehalt an löslicher Kieselsäure von allen Pflanzen

Das Wundermittel Chlorophyll

Die berühmte Heilerin Hildegard von Bingen (1098–1179) sprach von »Viriditas«, der Grünkraft Gottes, dem grünen Feuer, der grünen Lebensenergie. »Viridis« heißt auf Lateinisch »grün(lich)«. »Es gibt eine Kraft, seit Ewigkeiten, und diese Kraft und ihr Potenzial sind grün. Die Erde trägt dieses grüne Kleid. Aus lichtem Grün sind Himmel und Erde geschaffen und alle Schönheit dieser Welt«.[3] Diese Grünkraft betrachtete sie als Grundlage der Heilung. Sie könne in der Natur zum Beispiel beim Wandern aufgefrischt werden – und auch durch das Essen von grünen Heilkräutern wie der Brennnessel, von der die Äbtissin sehr viel hielt. Hat die weise Frau des Mittelalters hier die Entdeckung des Chlorophylls vorausgeahnt? Ohne Chlorophyll wäre ein Leben, wie wir es kennen, nicht möglich. Die Brennnessel ist unsere chlorophyllhaltigste Pflanze. Kein Wunder, dass sie als Ausgangsbasis genommen wird für die Produktion von Chlorophyllpräparaten, unter anderem Nahrungsmittelfarben, Zahnpasta oder Mundwasser sowie diverse Nahrungsergänzungsmittel.

Warum gilt das Chlorophyll als »Basis des Lebens«?

Die blaugrünen Cyanobakterien oder Algen in den Meeren haben vor etwa 3,5 Milliarden Jahren die Fotosynthese »erfunden«. In den Chloroplasten wird aus Kohlendioxid und Sonnenlicht Stärke, und dabei wird Sauerstoff

abgegeben. Noch immer produzieren die Algen in den Meeren mehr Sauerstoff als alle Wälder der Welt zusammen. Aus einer unwirtlichen Erde, umgeben von giftigen Gasen, wurde so ein lebensfreundlicher Planet. Indem die grünen Pflanzen CO_2 aus der Atmosphäre aufnahmen und in Stärke und Sauerstoff verwandelten, beruhigte sich auch das Klima. Ein grüner Schleier bedeckte nach und nach die Erde. Das Chlorophyllmolekül oder »das Blut der Pflanzen« ist eins zu eins mit dem Hämoglobin, dem roten Blutfarbstoff, identisch. Nur besteht das Zentralmolekül aus Magnesium statt aus Eisen. Die grünen Chloroplasten im Blatt gleichen den Stäbchen in der Netzhaut des menschlichen Auges. Sie fungieren als »Augen«, die Energiequanten in Form von Licht aus dem Kosmos empfangen und zu Biomasse aufbauen. Wolf-Dieter Storl sagt dazu: »Die komplementären roten Blutkörperchen nehmen dann einen Teil dieser Lebensenergie auf und lassen sie den tierischen und menschlichen Mikrokosmen zukommen.«[4]
Für die Entdeckung des Chlorophylls und seiner beiden Bestandteile – blaugrünes Chlorophyll vom Typ A und gelbgrünes Chlorophyll vom Typ B – bekam 1935 Richard Willstätter (1872–1942) den Nobelpreis für Chemie. Man könnte denken, Eisen als Zentralatom wäre nicht verkehrt, viele Menschen, besonders Frauen in der fruchtbaren Phase ihres Lebens, leiden unter Eisenmangel. Aber auch Magnesium ist bei uns Mangelware in den Böden. Was nicht im Boden ist, ist nicht in der

Pflanze – das trifft vor allem Mineralstoffe und Spurenelemente –, und auch nicht im Tier oder in Milchprodukten, die wir essen. Außerdem sind chlorophyllhaltige Pflanzen wie die Brennnessel reich am Spurenelement Kupfer. Erst durch Kupfer kann das Eisen, das wir über die Nahrung aufnehmen, in den roten Blutfarbstoff Hämoglobin eingelagert werden. Magnesium brauchen wir dringend. Laut der Bertelsmann Stiftung sind wir ein »Selen- und Magnesium-Mangelland«, weil es bei uns kaum vulkanische Aktivitäten gab/gibt. Durch Vulkane wird das mineralstoffreiche Magma aus dem Erdinneren nach oben befördert. Magnesium stärkt die Muskeln, bei einem Mangel kommt es zur Muskelschwäche. Dieser

Die Chlorophyll-Typen A und B

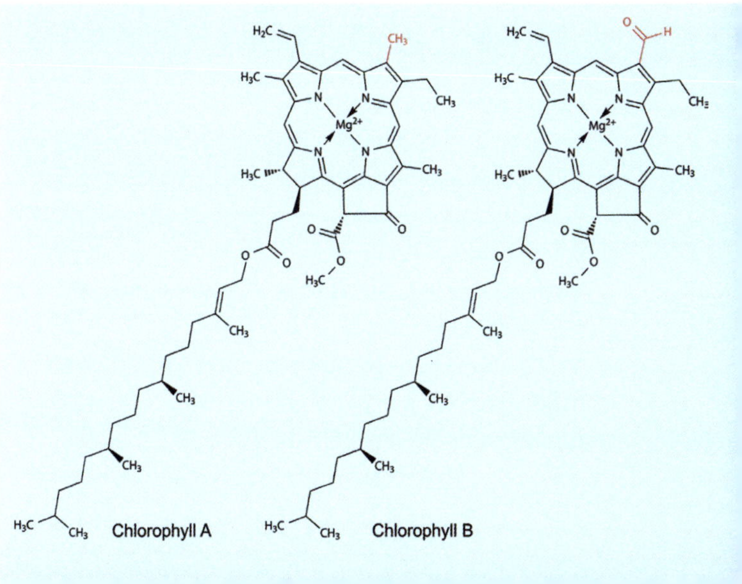

Mineralstoff sorgt dafür, dass das Herz gesund bleibt und im natürlichen Rhythmus schlägt. Auch das Nervensystem sowie die Lunge werden durch Magnesium gestärkt. Ann Wigmore schreibt in ihren Büchern über die Heilkraft von Grassäften wie Weizengrassaft, dass in ihrer Heimat während des Ersten Weltkrieges Soldaten in Kriegslazaretten Auflagen, die in Weizengrassaft getränkt waren, als Verband zur Förderung einer gesunden Wundheilung und zur Entzündungsprophylaxe umgelegt bekamen.[5]

Im Darm fördert Chlorophyll das Wachstum physiologischer Bakterien wie Acidophilus und Bifidus und verdrängt pathogene Keime. Achtzig Prozent des Immunsystems sind im Darm angesiedelt. Chlorophyll fördert die Bildung von Immunzellen im Darm, bremst einen Candida-Befall aus und stärkt die Magen- und Darmschleimhaut. Außerdem regt Chlorophyll im Darm bakterielle Reaktionen an, sodass dieser mehr Vitamin B_{12} bilden kann.

Chlorophyll ist ein starkes Entgiftungsmittel. Es entsorgt effektiv Schlacken aus dem Zellstoffwechsel, beschleunigt die Zellatmung, bindet – man spricht von »Chelatierung« – Schwermetalle und bringt sie zur Ausscheidung, und es neutralisiert die krebsfördernde Wirkung von Umwelttoxinen.

Chlorophyll wirkt desodorierend und wird daher auch in vielen Kosmetikprodukten verwendet. In den USA werden Chlorophylltabletten an Menschen in Altersheimen verteilt – zur Geruchsbindung. Bei Tieren, wie zum Beispiel bei Hunden, bekämpft Chlorophyll ebenfalls schlechten Mund- und Körpergeruch. Dabei werden nicht nur Gerüche überdeckt, sondern ursächlich Bakterien bekämpft, die Körperflüssigkeiten zersetzen und dadurch für Geruchsbelästigung sorgen. Die Ausdünstungen von Knoblauch werden in nur einer halben Stunde um durchschnittlich achtzig Prozent reduziert, wenn die Knoblauchesser Chlorophylltabletten oder chlorophyllhaltige Grünpflanzen essen.

INFO

WIE WIRKT CHLOROPHYLL IM MENSCHLICHEN ORGANISMUS?

- Es sorgt für eine gesunde Blutbildung.
- Es beugt Eisenmangel vor.
- Es sorgt für ein gesundes Herz und eine gesunde Lunge.
- Es optimiert die Sauerstoffversorgung von Zellen und Gehirn.
- Es optimiert den Stoffwechsel.
- Es beugt Entzündungen vor.
- Es schützt vor Strahlenschäden durch UV-Licht und Radioaktivität.
- Es wirkt antibakteriell, antiviral und antifungizid.
- Es stärkt das Immunsystem.
- Es fördert die Darmgesundheit.
- Es senkt einen zu hohen Cholesterinspiegel.
- Es optimiert Reparaturarbeiten im Körper, wie zum Beispiel bei der Wundheilung oder bei Verbrennungen.

Chlorophyll stärkt das Immunsystem und unterdrückt anaerobe – sauerstofffeindliche – Bakterien in Magen und Darm. Es wirkt antiviral, antibakteriell und antifungizid zum Beispiel gegen *Candida albicans* und Schimmelpilze. Dabei wirkt Chlorophyll selektiv, das heißt, die Wirkung von nützlichen Bakterien wird nicht abgeschwächt, sondern ihr Wachstum zum Beispiel im Darm gefördert.

Chlorophyll verbessert sogar die Stimmung und mentale Leistungsfähigkeit. Der Heilpraktiker und Fernsehstar Hademar Bankhofer sagt: »Geistige Fitness wird durch Chlorophyll verbessert, weil der grüne Pflanzenfarbstoff hilft, dass eingeatmeter Sauerstoff länger in den Gehirnzellen bleibt und verwertet wird.« Catorphine, die beim Abbau von Grünsubstanzen im Körper entstehen, wirken als »Glückshormone« stimmungsaufhellend und -stabilisierend. Grünes wie die Brennnessel hebt die Laune und macht froh!

Nach dem deutschen Biophysiker Fritz-Albert Popp (1938–2018) ist Chlorophyll eine gute Quelle von Biophotonen. Popp hat dazu ein Buch geschrieben: *Die Botschaft der Nahrung*. Wildpflanzen wie die Brennnessel haben seiner Forschung zufolge die bei Weitem höchste Biophotonen-Speicherkapazität: durchschnittlich doppelt so hoch wie Biogemüse und zehnmal so hoch wie konventionell angebautes Gemüse.

Die grüne Revolution auf dem Teller hat in meinen Augen noch nicht stattgefunden. Chlorophyllreiche Wildpflanzen und Antioxidantien-Stars wie die Brennnessel haben immer noch nicht die Würdigung erfahren, die sie verdienen. Die Brennnessel toppt alle anderen heimischen Pflanzen, was ihren Chlorophyllgehalt betrifft.

Die Brennnesselblätter

Die Blätter der Brennnessel sind extrem chlorophyllhaltig. Vor allem enthalten sie wertvolles Protein mit hoher Bioverfügbarkeit, Ballast- und Mineralstoffe, langsam verstoffwechselte Kohlenhydrate wie Polysaccharide, Fette und organische Säuren. Schon die Blätter besitzen so ziemlich alles, was wir für eine vitalstoffreiche Ernährung benötigen. Sie enthalten Carotinoide, darunter Betacarotin, das vom Körper nach Bedarf in Vitamin A umgewandelt wird und eine antioxidative Wirkung besitzt, zudem mehr als dreizehn Vitamine sowie Phytosterole, die den Cholesteringehalt des Blutplasmas senken und krebshemmend wirken, und eine hohe Konzentration an Eiweiß für Gewebeaufbau sowie Serotonin, ein Glückshormon. Das Chlorophyll in den Brennnesselblättern vitalisiert, wirkt blutbildend, schützt vor Strahlenbelastung, entgiftet Schwermetalle, hemmt Krebs und optimiert die Verdauung.
Die folgenden Werte habe ich dem Standardwerk über die Brennnessel von Mechtilde Frintrup, »Das Brennnesselbuch« entnommen, wenn nicht anders gekennzeichnet. Der Gehalt an Mineralstoffen in der Brennnessel ist

enorm, besonders beeindruckend ist die Konzentration an Kalzium, Magnesium, Eisen, Zink und Phosphor. Frisches Brennnesselkraut besteht etwa zu 3,5 Prozent aus Mineralstoffen, die getrockneten Blätter und Stängel sogar bis zu 20 Prozent.[6]

Die Kieselsäure in der Brennnessel schenkt Bindegewebe, Haar, Haut, Knochen und Blutgefäßen Gesundheit. Sie liefert den Baustein Silizium und kann im Gegensatz zu handelsüblichen Präparaten bestens verwertet werden. Die Brennnessel hat – neben dem Schachtelhalm – den höchsten Gehalt an löslicher Kieselerde.[7] Mineralisches Silizium kann der Körper kaum verwerten, seine Resorption liegt nur bei 1 bis 2 Prozent. Bei Pflanzen liegt die Aufnahmequote bei bis zu 95 Prozent.[8]

Kalzium kommt in der Brennnessel in der Konzentration von 713 Milligramm pro 100 Gramm vor. Der wichtige Mineralstoff mineralisiert Zähne und Knochen und ermöglicht die Wirkung von Enzymen. Kalzium fördert die Widerstandsfähigkeit gegenüber Infektionen. Zum Vergleich: Schweizer Käse enthält nur 10 Milligramm pro 100 Gramm.

Bor in Brennnesselblättern beugt Arthritis vor.

Brennnesselblätter enthalten beachtliche 1269 Mikrogramm Mangan. Dieses Spurenelement ist notwendig zur Herstellung von Botenstoffen wie Dopamin und Serotonin und hilft dem Gehirn dabei, Nährstoffen Energie zu entziehen.[9]

Das Magnesium in den Blättern, mit 80 Milligramm recht hoch, hält die Knochen gesund, sorgt für ein starkes Herz und beugt Nervosität vor. Dieser Mineralstoff gilt als »Anti-Stress-Mineral«.
40 Milligramm Schwefel in der Brennnessel entgiften den Organismus. Schwefel wirkt darüber hinaus durchblutungsfördernd und ist wichtig für den Aufbau von Haut, Nägeln und Haaren.
Der Eisengehalt von 4120 Mikrogramm pro 100 Gramm ist knapp doppelt so hoch wie in Rindfleisch. Eisen ist wichtig fürs Herz, für die Blutbildung und Sauerstofftransport. Ein Mangel kann zu Aufmerksamkeitsstörungen, Depressionen und Reizbarkeit führen und zur Schwächung des Immunsystems.

INFO

MINERALSTOFFE UND SPURENELEMENTE

Als in den Blättern enthaltene Mineralstoffe sind vor allem zu nennen:

- **Magnesium mit entspannender, entzündungshemmender, muskelaufbauender und leistungssteigernder Wirkung**
- **Kalium fürs Säure-Basen-Gleichgewicht, was auch die Hormonproduktion reguliert**
- **Eisen für die Blutbildung und Sauerstoffversorgung der Zellen**
- **Kieselsäure für den Aufbau des Bindegewebes, als Immun-Enhancer, Entzündungshemmer und Bremse für Alterungsprozesse**

Wer öfters eine Brennnesselkur macht, wird merken, wie seine Lebensenergie zunimmt. Zink in Brennnesseln, 1020 Mikrogramm pro 100 Gramm, ist wichtig für mehr als dreihundert enzymatische Prozesse und als Bestandteil unseres Blutes, wichtig für die Reparatur der DNA und zur Schwermetall-Entgiftung.

Vitamine

Brennnesselblätter enthalten mit über 330 Mikrogramm pro 100 Gramm rund 6-mal so viel Vitamin C wie Zitronen! Durch Vitamin C wird die Eisenaufnahme im Körper verbessert und das Immunsystem gestärkt. Außerdem beugt es Herzinfarkt und Krebs vor. Junge Blätter sind besonders Vitamin-C-haltig. Provitamin A wie die Betacarotine, in Brennnesselblättern zu 2800 Mikrogramm pro 100 Gramm enthalten, ist wichtig für die Gesundheit von Augen, Schleimhäuten, Haut und Haaren. Außerdem entfaltet Provitamin A eine antioxidative Wirkung, es fängt freie Radikale oder aggressive Sauerstoffmoleküle, die einen »Flächenbrand« im Organismus auslösen können. Da Carotine fettlöslich sind, ist es eine gute Idee, Brennnesselgerichten Fett zuzusetzen, weil sie dann besser aufgenommen werden. In den Nesselblättern finden sich auch alle Vitamine des B-Komplexes – unsere Nervenvitamine. Eines dieser B-Vitamine ist Vitamin B_9 oder Folsäure. Die Brennnessel enthält davon mit 30 Mikrogramm das Zehnfache wie in 100 Gramm Rindfleisch. Vitamin B_2 oder Riboflavin ist wichtig für die Zellatmung und für den Fett-, Eiweiß- und Kohlenhydratstoffwechsel. Vitamin B_5 oder Pantothensäure ist unabdingbar für die Hormonbildung, den Stoffwechsel und den Haarwuchs. Vitamin K findet sich in den Blättern, wichtig für die Wundheilung und die Knochengesundheit. Die Brennnessel ist sehr Vitamin-E-reich mit 800 Mikrogramm pro 100 Gramm. Vitamin E ist das Fruchtbarkeitsvitamin und sorgt für Zellschutz durch sein antioxidatives Potenzial. Außerdem wirkt dieses Vitamin durchblutungsfördernd und schützt vor Zell- und Gewebealterung. Es beugt auch Krebs und Herzkrankheiten vor. Besonders reich an Vitamin E sind die Brennnesselsamen.[10]

Fettsäuren

Brennnesselblätter enthalten 191 Milligramm Omega-3-Fettsäuren und nur 178 Milligramm Omega-6-Fettsäuren. Meist ist dies Verhältnis in unserer Ernährung zugunsten der Omega-6-Fettsäuren verschoben. Der Anteil gesunder langkettiger Fettsäuren beträgt 482 Milligramm pro 100 Gramm und der Anteil einfach ungesättigter Fettsäuren 17 Gramm. Nur 96 Milligramm gesättigte Fettsäuren findet man in der Brennnessel im Vergleich zu 3893 Milligramm in 100 Gramm Rindfleisch. Gesättigte Fettsäuren werden mit einem erhöhten Risiko für Herz-Kreislauf-Erkrankungen in Verbindung gebracht, weil sie im Blut den Anteil des »schlechten« Low-Density-Lipoprotein-Cholesterins (LDL) erhöhen.

Eiweiß

Die Brennnesselblätter sind eine »Eiweißbombe« mit 4176 Milligramm pro 100 Gramm essenzieller und 3194 Milligramm nichtessenzieller Aminosäuren. Brennnesseln enthalten 30,4 Prozent Reineiweiß in der Trockenmasse, zum Vergleich Kopfsalat nur 15,9 Prozent.[11] Das Aminosäureprofil ist sehr ausgewogen und entspricht damit dem, was der menschliche Körper benötigt. Die Bioverfügbarkeit des Brennnesselproteins ist besonders hoch. Die Nessel enthält 5-mal so viel Eiweiß wie in 100 Gramm Avocados und immerhin halb so viel Eiweiß wie in 100 Gramm Rindfleisch.

Weitere wertvolle Inhaltsstoffe

Brennnesselblätter und -samen enthalten Saponine, das sind wasserlösliche Glycoside wie Rutin und Astragalin. Sie erhöhen die Aktivität der Drüsen, reinigen das Blut und lösen Schleim zum Beispiel aus den Bronchien. Die Flavonoide – der gelbe Pflanzenfarbstoff – schützen unsere Blutgefäße, wirken antioxidativ und entzündungshemmend, entgiften die Leber, senken zu hohen Blutdruck, beugen Allergien vor und schützen vor UV- und Röntgenstrahlung. Die Phytohormone wie Glukokinin senken einen zu hohen Blutzuckerspiegel. Kinine gehören zu den Gewebshormonen und wirken gefäßerweiternd, sie steigern die Durchlässigkeit der Kapillargefäße und verbessern das Zusammenziehen der glatten Muskulatur zum Beispiel in den Bronchien, dem

Darm und der Gebärmutter.[12] Als Polyphenole, die das Immunsystem stärken und freie Radikale fangen und neutralisieren, sind Kaffeesäure und Kaffeoyläpfelsäure zu nennen sowie Triterpene.[13]
Die Brennnessel enthält die Amine Histamin und Acetylcholin. Amine sind stickstoffhaltige Verbindungen, die als Hormone eine wichtige Rolle spielen. Histamin fördert das Zusammenziehen der glatten Muskulatur zum Beispiel von Gebärmutter und Bronchien und wirkt blutstillend bei inneren und äußeren Blutungen. Außerdem wirkt Histamin verdauungsfördernd. Acetylcholin ist wichtig für die Signalübertragung von den Nervenzellen auf die Muskelfasern und beeinflusst die Gedächtnisleistung. Man nimmt an, dass der Gedächtnisverlust von alten Menschen damit zusammenhängt, dass kein

Brennnesselsamen und -blätter

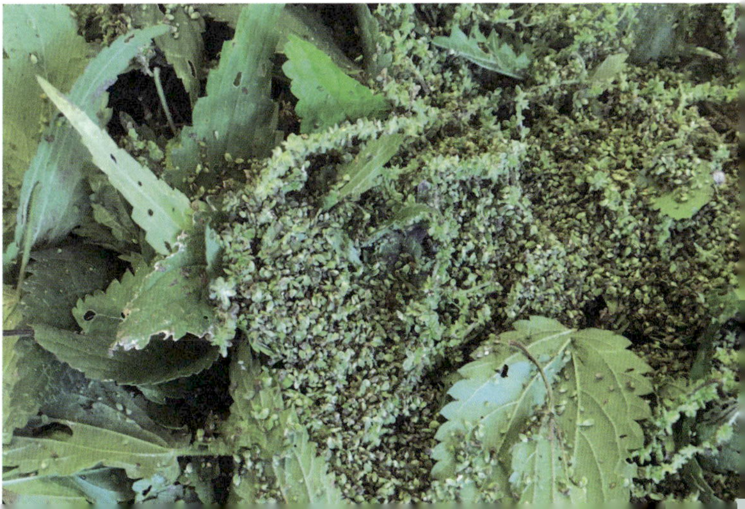

Acetylcholin mehr produziert wird. Ein weiterer Neurotransmitter oder Botenstoff im Nervensystem in der Brennnessel ist Serotonin. Serotonin wirkt stimmungsaufhellend und -stabilisierend und wird abends in das Schlafhormon und Antioxidans Melatonin umgewandelt. Das Serotonin ist in Lebensmitteln normalerweise nur als Vorstufe L-Tryptophan oder 5-HTTP enthalten, aber in den Brennhaaren der Brennnessel liegt es »fertig« vor und wird bei Berührung direkt unter die Haut gespritzt.

Die Brennnessel enthält Lecithin, einen fettähnlichen Stoff, der als Stärkungsmittel gerade für ältere Menschen gilt. Außerdem finden sich in der Pflanze Gerbstoffe, die vor allem äußerlich angewandt heilsam gegen Entzündungen und Schwellungen wirken.[14] Die Zitronensäure in der Nessel spielt eine große Rolle für den Zellstoffwechsel.

Sitosterol gehört ebenfalls zu den Phytohormonen und vermindert Beschwerden bei gutartiger Prostatavergrößerung (→ auch Seite 120 f.). Außerdem reguliert Sitosterol das hormonelle Gleichgewicht und unterstützt so gesundes Haar, Haut und Nagelwachstum. Oft ist Haarausfall hormonell bedingt, man spricht vom »androgenetischen Effluvium«. Die Haarwurzeln reagieren veranlagungsbedingt überempfindlich auf das männliche Hormon Testosteron, was zu Haarausfall, Akne oder vermehrter unerwünschter Körperbehaarung führt. Sitosterol wird aus Brennnesseln gewonnen.

Die Brennnesselsamen

Brennnesselsamen enthalten eine Reihe von Wirkstoffen, die anregend, also stimulierend und tonisierend wirken. Sie besitzen viel Eiweiß sowie wertvolle Mineralstoffe wie Kalium, Eisen und Kalzium, Beta-Carotin und Chlorophyll und außerdem Phytoöstrogene. Sie sind reich an ungesättigten essenziellen Fettsäuren und entzündungshemmenden Antioxidantien. Die hochwertigen Fettsäuren in den Samen sind wichtig für den Zellstoffwechsel und hemmen die Ablagerung von Cholesterin in den Blutgefäßen. Damit dienen sie als Prophylaxe von Herz-Kreislauf-Erkrankungen. Das Vitamin E schützt vor UV- und Röntgenstrahlung, außerdem vor Umweltgiften, es sorgt für eine gute Durchblutung und stärkt Blutgefäße sowie Bindegewebe. Außerdem schützt es vor Alterungserscheinungen und beugt vorzeitiger Faltenbildung vor, indem es freie Radikale fängt und neutralisiert. Die Carotinoide in den Brennnesselsamen schützen ebenfalls vor freien Radikalen und sorgen für eine gesunde Haut, für gesunde Schleimhäute, Sehkraft und Wachstum. Das Chlorophyll in den Samen wirkt ebenfalls antioxidativ, darüber hinaus auch antiviral und antibakteriell und verbessert die Sauerstoffversorgung der Zelle.

Die Samen enthalten an Vitaminen vor allem A, C und E, dazu Eiweiß und alle Mineralstoffe, darunter viel Eisen, die auch besonders in den Brennnesselblättern vorkommen. Darüber hinaus finden sich in ihnen die Linolsäure, die bis zu einem Drittel des Samengewichts ausmacht, und mehrere Phytohormone, die auch für die Wirkung auf verschiedene Keimdrüsen und die Libido verantwortlich gemacht werden.[15]

Fast das ganze Jahr esse ich täglich einen Esslöffel der kleinen, nussigen Körner und fühle mich dadurch gekräftigt und habe die Erfahrung gemacht, die nasse und kalte Jahreszeit gut zu überstehen. Wie bei allen Heilpflanzen ist es das Zusammenspiel verschiedener Inhaltsstoffe mit synergetischer Wirkung, die für einen positiven Einfluss auf den menschlichen Körper verantwortlich zu machen ist. Man könnte bei der Brennnessel von einer Symphonie der Nährstoffe sprechen. Das besonders Positive an der Brennnessel: Sie wurde schon seit langer Zeit bei uns als Nutz-, Ritual- und Heilpflanze verwendet. Die ältesten Funde gehen auf 30 000 Jahre vor Christi Geburt zurück.[16]

Die reifen Brennnesselsamen enthalten ein grün-gelbliches Öl mit einem hohen Gehalt an Vitamin E oder Tocopherol. Dieses Vitamin dient nicht nur der Fruchtbarkeit, sondern stellt auch ein kraftvolles Antioxidans dar und schützt und stärkt die Membran der Nervenzellen, die aus Lipiden bestehen. Brennnesselsamen kräftigen bei Schwächezuständen, regenerieren nach überstandenen Krankheiten und lindern Stress, Unruhe und Anspannung. Brennnesselsamen enthalten noch mehr Vitamin E als die Blätter.

INFO

REZEPTIDEEN

- Eine Anwendung für Sitzbäder und Scheidenspülungen basiert auf einer Mischung zu gleichen Teilen von Brennnesselkraut, Brennnesselsamen, Schafgarbe, Frauenmantel und weißer Taubnessel. 2 Handvoll der gemischten Kräuter mit 1 Liter kochendem Wasser aufbrühen und 10 Minuten ziehen lassen und im Sieb ausdrücken. Den Tee kann man auch trinken. Zur Abklärung bitte einen Frauenarzt aufsuchen.
- Für einen milchbildenden Tee zu gleichen Teilen Brennnesselsamen, Anis, Fenchel, Kümmel und Dillsamen mischen. Die Dosierung lautet: 2 Teelöffel auf ½ Liter Wasser. 5 Minuten köcheln lassen und abseihen.
- In den Wechseljahren empfiehlt es sich, 1 Teelöffel gestoßene Brennnesselsamen pro Tag über 4 Wochen einzunehmen und dann wieder ein paar Wochen auszusetzen. Die Phytoöstrogene wirken gut gegen »fliegende Hitze« und können auf Butterbrote gestreut werden, aufs Müsli, in Salate oder in Suppen. Bei Schweißausbrüchen infolge der Hormonumstellung hilft auch ein Tee aus einer Mischung zu gleichen Teilen von Brennnesselkraut, Brennnesselsamen, Salbeiblättern und Zitronenmelisse.
- Auch gegen Blasenschwäche helfen Brennnesselsamen. Die pflanzlichen Östrogene fördern den Aufbau der Harnröhrenschleimhaut, verhindern die Trockenheit und Reizung der Schleimhäute und erhöhen den Tonus des Blasenschließmuskels. Bei Inkontinenz empfiehlt sich 3-mal täglich ein Tee aus 1 bis 3 Teelöffeln Brennnesselsamen, gemischt mit Apfelsaft, der einen guten Geschmack ergibt und nicht harntreibend wirkt, was bei Inkontinenz kontraproduktiv wäre.

Da die Samen selten in Bio- oder Kräuterläden oder Apotheken zu kaufen sind, sollte man sie selbst sammeln und trocknen. Dann ist man auch sicher, dass die Samen nicht steril, sondern keimfähig sind und damit ihre volle Vitalkraft erhalten haben.
In Vorderasien werden Brennnesselpollen und -samen als teures Potenzmittel gehandelt.[17] Bereits Pedanios Dioskurides schrieb im ersten Jahrhundert nach Christi in seiner »Materia medica«: »Der Same, mit Rosinenwein getrunken, reizt zum Beischlaf ...«[18] Daher waren sie in der Klostermedizin ein Tabu, und sie wurden auch als Bierzutat verbannt.
Die Samen wirken allgemein kräftigend und hautpflegend und werden innerlich zur Stärkung und Milchbildung verwendet, aber auch zur Prävention von Wechseljahresbeschwerden. Äußerlich sind sie wirksam bei Rheuma und Hautleiden.

Die Brennnesselwurzeln

Im »Leitfaden Phytotherapie« werden als wirksamkeitsmitbestimmende Inhaltsstoffe Sterole genannt, 3-Beta-Sitosterin, Cumarin bzw. Scopoletin, Urtica-dioica-Agglutinine, Lignane und Polysaccharide.[19]
Die Brennnesselwurzeln enthalten Beta-Sitosterol, ein Stoff, der einer Prostatavergrößerung entgegenwirken kann. Die Brennnesselwurzel ist von der Kommission E – der Sachverständigenkommission für pflanzliche

Arzneimittel des Bundesinstituts für Arzneimittel und Medizinprodukte – offiziell als Arzneipflanze anerkannt. Sie stoppt die gutartige Vergrößerung der Prostata und lindert die Symptome, wie etwa nächtlichen Harndrang, Harnverhalt und einen abgeschwächten Harnstrahl bei gleichzeitig erhöhtem Blasendruck. Das Miktionsvolumen wie auch der maximale Harnfluss werden erhöht, die Restharnmenge wird reduziert. Die Inhaltsstoffe der Brennnesselwurzeln wirken auch immunstärkend und entzündungshemmend.[20] Die Wirkstoffe haben einen Einfluss auf die Wachstumsfaktoren in der Epidermis und verzögern darüber die weitere Vergrößerung der Prostata. Es wird auch weniger Dihydrotestosteron gebildet. »Brennnesselwurzel bessert nur die Beschwerden bei einer vergrößerten Prostata, ohne die Vergrößerung zu beheben.« Die Autoren weisen darauf hin,

Die langen Brennnesselwurzeln

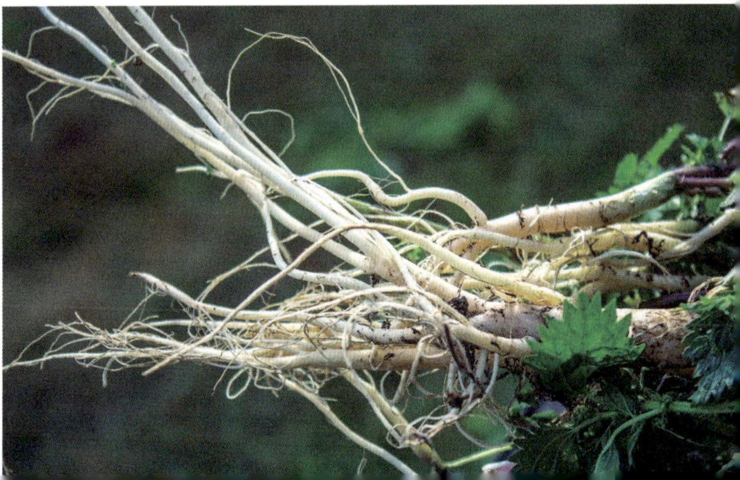

dass klinische Studien zeigen, dass für eine wirksame Therapie Extrakte mit einer hohen Konzentration an Polysacchariden notwendig sind.[21] Mit Phytotherapeutika wie Brennnesseln und Kürbiskernen lässt sich die Vergrößerung möglicherweise »einfrieren«, aber leider nicht rückgängig machen. Bei etwa 70 Prozent der Männer kommt es nach einer Operation zu Erektions- und Inkontinenzproblemen.[22] Deshalb ist die rechtzeitige Prävention so wichtig. Brennnesselwurzel-Präparate gibt es in der Apotheke.

Die Inhaltsstoffe der Wurzel wirken antibakteriell, antiviral, entzündungshemmend, antirheumatisch, prostataschützend, blutreinigend, blutbildend, entgiftend und reinigend, krebshemmend, blutstillend bei inneren und äußeren Wunden, sie verbessern die Spermienqualität, steigern die Libido, regen den Stoffwechsel an, fördern den Haarwuchs und vieles mehr.[23]

Die Brennnesselwurzeln enthalten Gerbstoffe, die eine zusammenziehende Wirkung haben und damit Entzündungen lindern und die Wundheilung fördern. Diese Polyphenole haben eine krebshemmende Wirkung, wirken antimikrobiell, lindern Entzündungen, stoppen Durchfall und verschließen kleine verletzte Blutgefäße. Darüber hinaus verlangsamen sie die Zuckeraufnahme in den Blutkreislauf, senken den Blutzuckerspiegel und beugen Diabetes Typ II vor. Die Sterole in der Wurzel aus der Obergruppe der Steroide – wie Beta-Sitosterol und Glykoside – bauen die Zellwand auf und kontrollieren viele körperliche Funktionen. Sie senken einen zu hohen Cholesterinspiegel, indem sie im Dünndarm die Aufnahme von Cholesterin ins Blut verringern. Sie sollen auch Dickdarmkrebs entgegenwirken. Des Weiteren enthalten die Wurzeln Oleanolsäure, Homovanillylalkohol, Lignane, Scopoletin, Lektine und Polysaccharide.[24]

Das Ganze ist mehr als die Summe der Teile. Daher ist der ganzen Pflanze und Extrakten daraus immer der Vorzug gegenüber Einzelstoffen zu geben. Seit Jahrmillionen sind wir an die ganze Pflanze angepasst, aber nicht an isolierte Stoffe oder gar künstlich nachgebaute aus dem Chemielabor.

Die traditionelle Anwendung in der Volksmedizin

»Was brennt ums ganze Haus, und 's Haus verbrennt doch nit?«, heißt es in einem alten Rätselspruch. Die Pflanze hüllt sich in einen Mantel aus winzigen, glassplitterartigen Brennnesselhaaren, die bei leichtester Berührung abbrechen und ihr »Gift« – neben bienengiftartigen Albuminen auch Ameisensäure und Histamin, aber auch stimmungsaufhellendes Serotonin – unter die Haut spritzen. Das »Gegengift« wäre frischer Brennnesselsaft; »ubi malum, ibi remedium«, sagte der weise Arzt und Naturforscher Paracelsus (1493–1541). Außerdem helfen Wegerich, Ampfer oder Springkraut, die Säfte enthalten, die den quaddelbildenden Histaminen entgegenwirken.

Abergläubische behaupten, eine Jungfrau würde nicht gestochen werden. Das kann ich nicht bestätigen, auch als Kind hatten wir einen großen Respekt vor der Brennnessel. Die Brennnessel ist aber besser als ihr Ruf:

Bis ins 17. Jahrhundert wurde die heilige Maria manchmal auf Nesselzweigen abgebildet. Rudolf Steiner war ein großer Fan von ihr und nannte sie »die größte Wohltäterin des Pflanzenwachstums« und die »Königin der Beikräuter«. Er fand in seinem *landwirtschaftlichen Kurs,* »die Brennnessel müsste eigentlich dem Menschen ums Herz herum wachsen, denn sie ist wirklich in der Natur draußen in ihrer großartigen Innenwirkung, ihrer inneren Organisation eigentlich ähnlich dem, was das Herz im menschlichen Organismus ist«.[25]

Die Brennnessel ist uns seit Jahrtausenden bekannt. Traditionell wird sie in der Türkei als Magenheilmittel eingesetzt. In den Balkanländern wird die Pflanze bei Durchfall, inneren und äußeren Blutungen und Vaginal-Ausfluss verwendet. Schon die alten Ägypter behandelten Arthritis und Bandscheibenvorfälle mit einem Nesselextrakt. In Europa werden seit alters her Blüten, Blätter und Samen als Entwässerungs- und Stärkungsmittel eingesetzt und die Blätter als Nahrungsmittel und Gemüse.

Brennnesseln »all over the world«

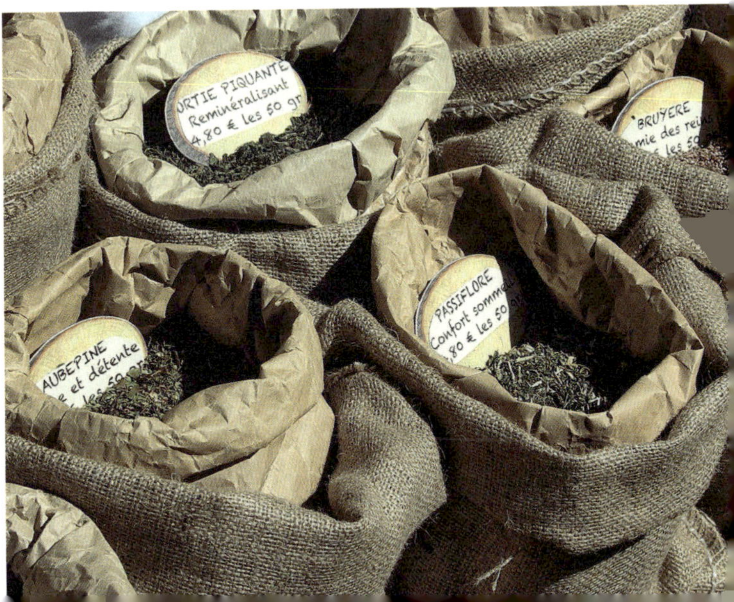

Die Pflanze dient als Blutreinigungsmittel und wirkt gegen Heuschnupfen, Arthritis und Blutarmut. Weitere traditionelle Anwendungsgebiete sind exzessive Menstruationsblutungen, Hämorrhoiden und Hautprobleme wie Ekzeme. Äußerlich wird die Brennnessel für Hautprobleme genutzt sowie bei Arthritisschmerzen, Gicht, Neuralgien und Haarproblemen wie Haarausfall.
Bei Rheuma war früher das Schlagen mit Brennnesselruten üblich, *Urtifikation* genannt. Man nimmt an, dass die Wirkung auf zweierlei Wegen geschieht. Erstens bringt diese Behandlung mehr Blut in die betroffene Stelle und sorgt dafür, dass Toxine abtransportiert werden, welche die rheumatischen Schmerzen verursachen. Zweitens sorgt die Ameisensäure im Brennnesselgift für eine heilende Wirkung der von Rheuma betroffenen Gelenke.
Zudem wurde die Brennnessel angewandt bei Allergien, Blutarmut, Verbrennungen, Diabetes, inneren Blutungen und Nierensteinen. Dieser Nutzen wird gerade mehr und mehr von wissenschaftlichen Studien bestätigt. Die antibakterielle, antientzündliche und blutzuckerstabilisierende Wirkung steht außer Frage.[26]

INFO

ASTROLOGISCHE EINORDNUNG

Die Brennnessel wird aufgrund ihres hohen Eisengehalts dem »roten Planeten« Mars zugeordnet, dem feurigen Kriegsplaneten. Die Marspflanze schenkt damit Menschen mit Eisenmangel, Antriebsschwäche, seelischem Energiemangel und allgemeiner Schwäche neue Kraft und Willensstärke. Sie ist ideal für den empfindlichen, reizbaren Menschen. Alles ist eine Frage von Energie. Nur mit ausreichend Lebensenergie können wir unseren Seelenplan erfüllen, liebevolle Beziehungen zu uns selbst und anderen genießen und uns engagieren – zum Beispiel für die Rettung unseres Planeten Erde.

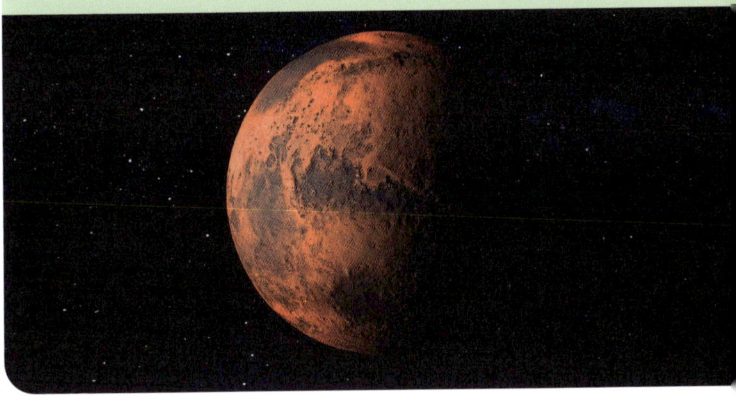

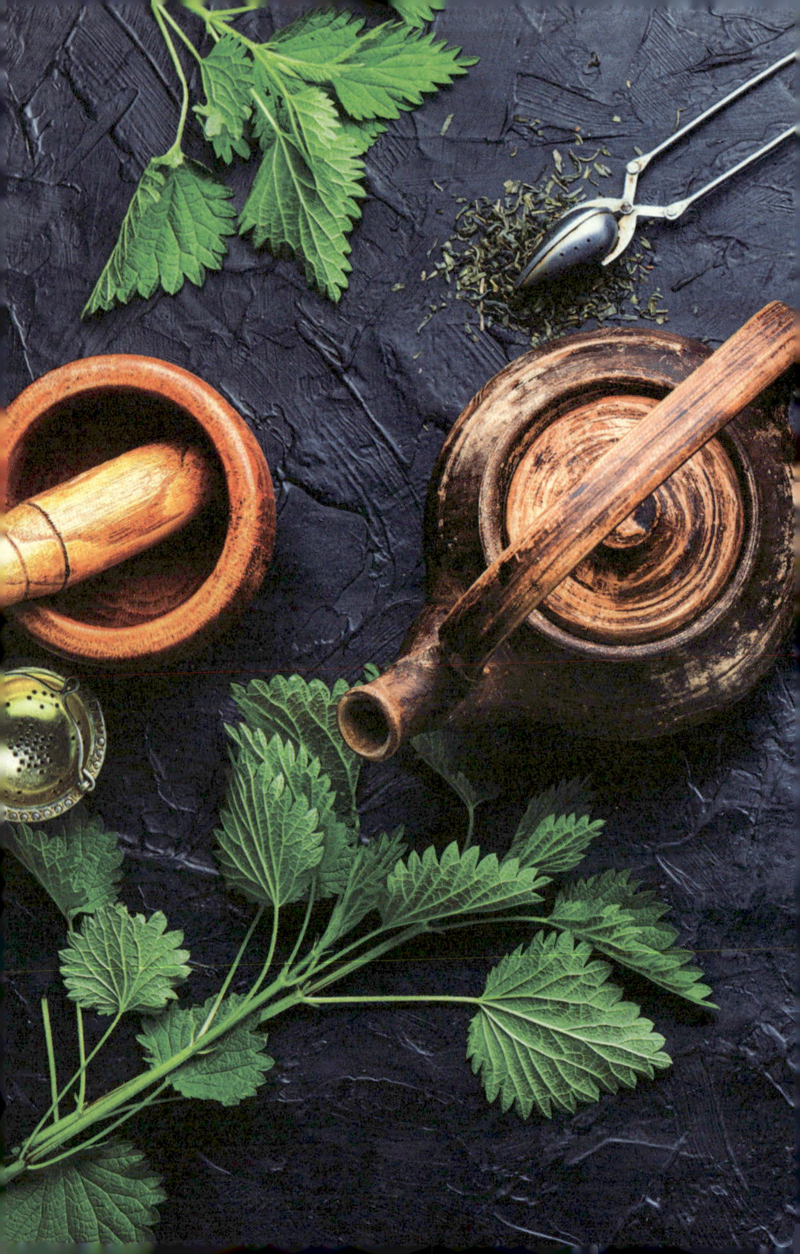

PRAXISTEIL
Die Brennnessel in allen Lebenslagen

Sie brauchen keine »Kräuterhexe« mit magischen Fähigkeiten zu sein, um von der Kraft der Pflanze zu profitieren. Sammeln und Verarbeiten sind ganz einfach. Wer dazu keine Zeit oder Lust hat, kann alle Pflanzenteile auch im Internet, Reformhaus, in der Apotheke oder im Bioladen bekommen.

Brennnesseln sammeln und konservieren

Wer Brennnesseln selbst sammelt, hat gleich Bewegung an der frischen Luft und pflegt seine Verbindung zur Natur.

Blätter pflücken und haltbar machen

Die Blätter sind neben den Samen die wertvollsten Teile der Brennnesselpflanze. Wir können sie fast das ganze Jahr ernten (bis auf die Winterszeit von etwa Dezember bis Februar). Allerdings müssen wir darauf achten, dass es sich um junge Pflanzen handelt mit frischen, leuchtend-grünen Blättern. Es ist kein Problem, junge Brennnesseln auch im Sommer oder in der kalten Jahreszeit zu finden, weil diese Pflanze an Wiesenrändern oft mitgemäht wird und wieder frisch nachwächst.

Sie »bewaffnen« sich mit einer großen Tüte und Einmalhandschuhen, die ich hierfür mehrfach verwende, und einer Gartenschere. In unbelasteten Gegenden abseits von Straßen schneiden Sie die Pflanze ab und legen sie in die Tüte. Zu Hause stribbeln Sie – Einmalhandschuhe anziehen! – die Blätter ab und geben die holzigen Stiele auf den Kompost oder in die Biotonne. Alternativ stribbeln Sie gleich beim Sammeln die Blätter und – ab August – die Samen in die Tüte. Die Blätter trocknen Sie

dann im Backofen auf Backpapier bei niedrigster Temperatur, also etwa 50 Grad, und mit einem Holzlöffel in der Backofentür, damit die Feuchtigkeit entweichen kann, bis die Blätter trocken sind und knistern.
Wenn die Blätter fertig sind, piksen sie kaum noch.
Ich crunche sie mit den Händen zusammen, damit sie an Volumen verlieren. Möchte ich die Samen von den Blättern trennen, zum Beispiel für Müslis, schüttele ich Blätter und Samen in einem feinen Haarsieb, sodass die klitzekleinen Samen hindurchfallen und die Blätter im Sieb bleiben. Meistens lagere ich aber Blätter und Samen zusammen, weil ich die Mischung nach Bedarf zu einem kraftvollen Nahrungsergänzungsmittel pulverisiere.
Die getrockneten Blätter können Sie trocken und dunkel in Papiertüten aufheben, in Keksdosen oder in großen Einmachgläsern, die man in lichtundurchlässige Tüten

Bei der Arbeit immer Handschuhe tragen!

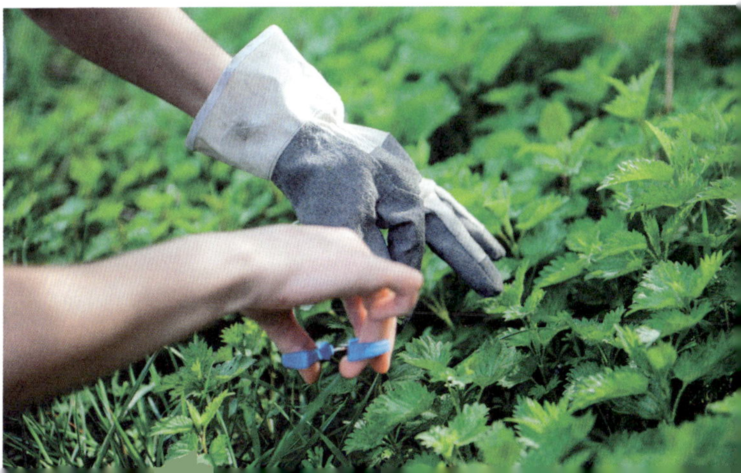

stellt. In einer kleinen elektrischen Kaffeemühle mahlt man immer nur so viele Blätter bzw. Blätter mit Samen, wie man für einen grünen Drink benötigt. Zwei Teelöffel Pulver reichen für einen Viertelliter Wasser oder Apfel- oder Birnensaft. Ein solcher grüner Drink macht morgens gute Laune, weil er durch die vielen Mineralstoffe in der Brennnessel extrem basenbildend ist. Am Abend lässt derselbe Drink einen leichter einschlafen, weil das darin enthaltene Tryptophan vom Körper in Serotonin und dann in Melatonin umgewandelt wird.
Wenn ich unterwegs bin, habe ich eine größere Dose mit fertig gemahlenem grünem Brennnesselpulver dabei – zum Anrühren mit Wasser.

Samen sammeln und haltbar machen

Die »Brennnesselhochzeit« findet Ende Juni bis Mitte Juli statt, wenn die männlichen Pflanzen in einer Wolke ihre Samen dem Wind übergeben und die weiblichen Brennnesselpflanzen bestäuben. Die Brennnesselsamen werden nach der Befruchtung dick und hängen wie kleine Trauben herunter. Brennnesselsamen kann man von Ende Juni bis etwa Oktober sammeln. Die Samen sollten grün und noch nicht braun sein, weil sie dann besser schmecken. An der Qualität ändert die Farbe nichts. Sie machen sich mit Einmalhandschuhen, einer Schere und einer großen Tüte auf den Weg zu einem Brennnesselrevier fernab von Straßen. Den oberen samentragenden

Teil der Pflanze – etwa 30 bis 40 Zentimeter lang – schneiden Sie ab und legen ihn in die Tüte.
Zu Hause ziehen Sie wieder Einmalhandschuhe an, die man für diese Zwecke übrigens mehrfach verwenden kann. Sie halten die Pflanzenteile mit der Spitze nach unten und stribbeln die Samen in eine Schüssel ab. Wenn ein paar kleinere Blätter mit in der Schüssel landen, macht das nichts. Alternativ – dazu bin ich übergegangen – stribbele ich die Brennnesselstiele schon beim Sammeln ab; so brauche ich weniger Platz und mich um die Entsorgung der Stiele zum Beispiel in den Kompostbehälter nicht mehr zu kümmern.

INFO

DIE GENE MACHEN ES NICHT ALLEIN!

Brennnesselsamen enthalten wertvolle Phytoöstrogene. Sie helfen zum Beispiel, Wechseljahresbeschwerden vorzubeugen. Meine eineiige Zwillingsschwester litt heftig darunter in Form von extremen Hitzewallungen mitten in der Nacht. Sie musste dann die Bettwäsche wechseln. Ich hatte überhaupt keine Menopausenprobleme. Da wir sonst eine ähnliche Lebensweise haben, mit pflanzenbasierter Ernährung, Meditation und viel Bewegung in frischer Luft, führe ich diesen Unterschied darauf zurück, dass ich schon seit etwa zwanzig Jahren beim Joggen Brennnesselsamen abstribbele und esse und mir auch Vorräte für die samenlose Zeit anlege. In Japan konsumieren die Menschen viel Tofu und weitere Sojaprodukte, die ebenfalls Phytoöstrogene enthalten. Japanische Frauen leiden weitaus seltener unter Wechseljahresbeschwerden als europäische oder US-amerikanische Frauen.

Die Samen sind klein. Sie legen daher Backpapier in ein Trockengerät, damit sie nicht durch die Löcher der Siebe fallen. Bei Rohkosttemperatur unter 38 Grad trocknen Sie die Samen. Alternativ können Sie sie auf Packpapier ausbreiten und zum Beispiel auf dem Dachboden trocknen. Brennnesselsamen in der prallen Sonne liegen zu lassen, ist bei warmem Sommerwetter keine gute Idee – wegen der hohen Temperaturen. Alternativ geht es auch, die Samen auf einem Backblech auf niedrigster Temperatur zu trocknen – mit einem Holzlöffel in der Backofentür zum Entweichen der Feuchtigkeit. Ein Dörrgerät braucht aber viel weniger Strom und rentiert sich mit der Zeit.

Sie können jetzt die Samen mit den Blättern zusammen abfüllen. So mache ich es meistens. Wer aber ausschließlich Samen haben möchte, zum Beispiel für Müsli, schüttelt die trockenen Samen mit Blättern über einem Haarsieb aus – mit einer Schüssel darunter. So lassen sich Samen und Blätter gut trennen. Danach füllen Sie sie in Butterbrottüten, Keksdosen oder Marmeladengläser, die Sie lichtgeschützt in Tüten aufbewahren.

Brennnesselsamen sollten auch nach dem Trocknungsprozess keimfähig sein. Ich habe festgestellt, dass dies nicht auf alle Samen aus der Apotheke zutrifft. Um Geld zu sparen und sich auf die hohe Qualität seiner Lebensmittel verlassen zu können, empfehle ich an dieser Stelle daher noch einmal, selbst zu sammeln und zu trocknen.

Die Brennnesselwurzeln

Das Sammeln der Wurzeln ist etwas für den Herbst, wenn die Säfte und damit die Lebenskraft der Pflanze sich in die Wurzeln zurückzieht. Dann sind sie am vitalstoffreichsten. Ich sammele Brennnesselwurzeln erst, wenn es längere Frostphasen gegeben hat, damit wirklich die gesamte Kraft der Pflanze in der Wurzel steckt. Wenn man selbst Brennnesseln anbaut, sollte man wissen, dass die Wurzeln erst nach zwei bis drei Jahren groß genug zum Ernten sind. Man kann die Wurzeln leicht sammeln, indem man eine große Brennnesselpflanze mit Einmalhandschuhen geschützt aus der Erde zieht und die lange Wurzel in grobe Stücke von vielleicht zehn Zentimetern Länge schneidet. Die Wurzeln kann man entweder säubern und trocknen oder man nutzt sie, um sich eine Brennnesselecke im Garten anzulegen – oder sogar auf dem Balkon in einem Topf. So hat man im Frühjahr immer frisches Brennnesselgrün zum Beispiel für Tee. Wer den Luxus besitzt, ein Gewächshaus sein

TIPP

Getrocknete Brennnesselblätter, -samen und -wurzeln kann man übrigens auch zum Räuchern verwenden, allein oder mit getrocknetem Beifuß. Der Duft ist süßlich und sehr angenehm. Schon unsere Vorfahren nutzten diese Kräuter, um »böse Geister« zu vertreiben.

Eigen zu nennen, ist natürlich fein raus. Er kann dann Blätter und Triebe zu einer Jahreszeit ernten, wenn sich wilde Brennnesseln längst in die Erde zurückgezogen haben.

Die Wurzeln lassen sich bei sandigem Boden leicht herausziehen. Die feinen Seitenwurzeln sind zäh und stabil und sehen gesäubert leicht gelblich aus. Braucht man die Wurzeln für Heilzwecke, wäscht man sie, bürstet sie unter kaltem Wasser ab, schneidet sie in Stücke und trocknet sie. Wie Blätter oder Samen gibt man sie dann in große Einmachgläser mit Gummi, stellt diese in eine Papiertüte, um sie vor Licht zu schützen, und verwahrt sie in der Vorratskammer oder im Keller. Natürlich kann man die Wurzeln genauso wie die Samen und Blätter auch einfrieren. Die Brennnesselwurzel gibt es auch als fertiges Präparat in der Apotheke, im Reformhaus und im Internet zu kaufen.

Übrigens ist die Winterszeit auch die Zeit, um Stängel für die Fasergewinnung zu sammeln. Bis in den Februar hinein kann man gute Faserstängel finden. Bricht der Stängel ganz, sind die Fasern nicht mehr brauchbar. Mit einer Gartenschere schneidet man die Stängel ab und entfernt Seitentriebe. Man bindet zehn bis zwanzig Stängel zusammen und lässt sie in der Wohnung trocknen. In ihrem Werk, *Das Brennnessel-Buch*, gibt die Expertin Mechtilde Frintrup Anleitungen für Kordeln und Kleidungsstücke aus Brennnesselfasern – z. B. für Mützen, Traumfänger oder Barfußschuhe.

INFO

FÄRBEN MIT BRENNNESSELN

Mit der Brennnessel können Sie Wolle und Seide selbst färben. Die Wolle wird dabei wunderschön grün. Grün ist die Farbe des Herzchakras. Für 500 Gramm Wolle oder Seide benötigen Sie 1 Kilogramm frische Brennnesseln, 1 Handvoll Seifenflocken und 50 Gramm Kupfersulfat aus der Drogerie oder Apotheke. Weichen Sie die zerkleinerten Brennnesseln einschließlich der Stiele über Nacht in Wasser ein. Dann lassen Sie die Mischung eine Stunde lang sanft köcheln. Lassen Sie den Sud abkühlen, sieben Sie ihn durch ein Tuch ab, und pressen Sie die Pflanzenrückstände gut aus. Lösen Sie das Kupfersulfat in 1 Liter heißem Wasser auf. In einen emaillierten Kochtopf mit einem Fassungsvermögen von 15 Litern geben und mit lauwarmem Wasser auffüllen. Die vorher in lauwarmem Wasser eingeweichte Wolle hineinlegen und 1 Stunde köcheln lassen. Dann die Wolle herausnehmen und abkühlen lassen.

Kupfersulfat fungiert als Beizmittel, das die Wolle auf den Färbeprozess vorbereitet. Geben Sie die Wolle in den Brennnesselsud, und lassen Sie sie wieder eine Stunde köcheln. Nach dem Auskühlen die Wolle lauwarm waschen, gut ausspülen und trocknen.[27] Weitere Rezepte zum Färben mit Brennnesseln finden Sie im Buch von Mechtilde Frintrup, »Das Brennnessel-Buch«, einem Standardwerk zum Thema.

Textilien

Zerkleinern Sie entweder die frischen Blätter oder die Brennnesselwurzeln, je nachdem, ob Sie eine grüne oder gelbe Färbung erzielen wollen. Nehmen Sie einen großen Topf mit der doppelten Menge Wasser wie Brennnesseln, und lassen Sie das Ganze 1 Stunde lang köcheln. Das Kleidungsstück sollte man vor dem Färbeprozess einige Minuten in einer Mischung von 3 Teilen Wasser und 1 Teil Essig köcheln, damit die

INFO

Farbe besser hält. Dann gut auswringen und die Textilie aus Naturfasern bis zu 1 Tag liegen lassen. Je länger man sie einweichen lässt, desto intensiver wird die Farbe. Die gefärbten Kleidungsstücke separat im Wollwaschgang waschen, bis die Farbe nicht mehr ausgeht.[28]

Lebensmittel

Aus den Blättern der Brennnessel lässt sich der grüne Farbstoff Chlorophyll gewinnen, mit dem sich Marzipan, Joghurt oder Pudding grün färben lassen. Etwa 300 Gramm Brennnesselkraut in kleine Stücke schneiden, im Mixer mit Wasser möglichst klein pürieren und durch ein Mulltuch filtern und den Saft herauspressen. Diesen Saft in einem Topf langsam erhitzen, aber nicht kochen. Nach etwa 30 Minuten trennt sich das Chlorophyll ab und bildet auf der Oberfläche kleine Quaddeln. Mit einem Sieb fischt man die schleimig-grüne Substanz heraus und lässt sie auf einem Geschirrtuch etwas abtropfen. Die Masse lässt sich gleich zum Färben von Lebensmitteln verwenden. Bitte nicht erhitzen! Zur Aufbewahrung in Öl auflösen und kühl und dunkel lagern.[29]

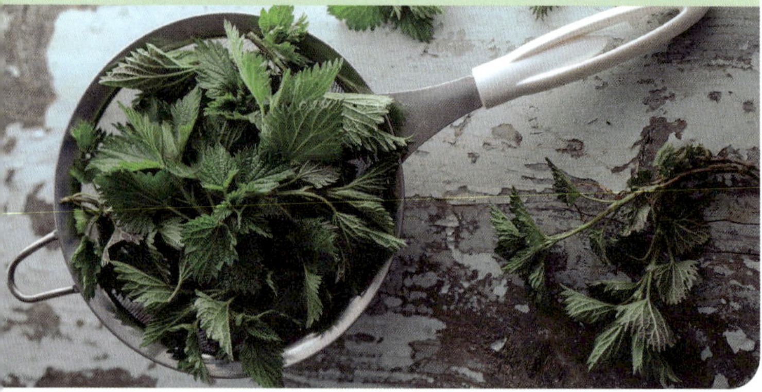

Brennnesseln für die Haut- und Haarpflege

Die Haut ist Ausdruck unserer Seele. Wenn wir gestresst sind, neigen wir zu Rötungen oder Hautunreinheiten. Auch stumpfes und lebloses Haar kann Ausdruck einer seelischen Belastung sein. Wahre Schönheit kommt von innen! Seine eigene Kosmetik herzustellen ist sehr befriedigend. Man ist beim Sammeln in der Natur und weiß, was drinsteckt. Besonders Menschen mit sensibler Haut profitieren davon, dass nichts Fragwürdiges in den Kosmetika steckt, was sensible Haut reizen und irritieren könnte. Brennnesseln unterstützen bei Allergien, wirken antientzündlich sowie adstringierend, d. h. zusammenziehend. Da liegt es nahe, sie auch als Hautpflegemittel zu nutzen.

Rezepte für gesunde und strahlende Haut

Einfache Creme

Entsaften Sie frische Brennnesselblätter, und mischen Sie 1 Teelöffel dieses Saftes unter Ihre Tages- oder Nachtcreme.

Gesichtsmaske I

Zu gleichen Teilen Brennnessel- und Löwenzahnblätter fein hacken und mit wenig Wasser 10 Minuten köcheln lassen, bis eine Art Brei entsteht. Diesen Brei aufs Gesicht auftragen und mit einer feuchtwarmen Kompresse aus Mull abdecken. Nach 20 Minuten mit Wasser abwaschen.

Gesichtsmaske II

Heilerde mit frisch gepresstem Brennnesselsaft oder 1 Teelöffel Brennnesselpulver und etwas Wasser zu einem Brei verrühren und 5 Tropfen Arnikatinktur (Apotheke) hinzugeben. Heilerde (Apotheke) wirkt entzündungshemmend und aseptisch und verbessert die Durchblutung der Haut. Die Maske auf das gereinigte Gesicht auftragen, 20 Minuten einwirken lassen und dann abwaschen. Wer Pickel oder Mitesser hat, sollte diese Maske 2-mal in der Woche anwenden. Da ich sehr trockene Haut habe, die manchmal spannt, reichere ich den Brei noch mit 2 Teelöffeln Olivenöl an.

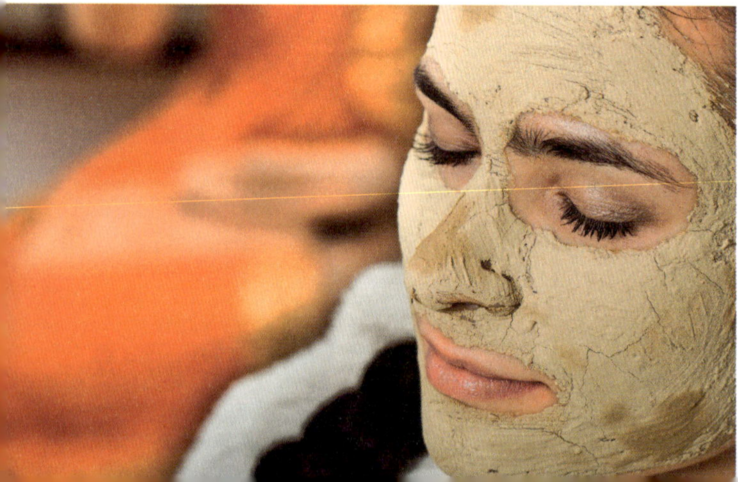

Körperpeeling

Dieses Peeling schenkt ein verbessertes Hautbild. Sie brauchen 100 Gramm grobes Meersalz, 1 Biolimette, 250 Milliliter Olivenöl und 1 Handvoll frische Brennnesselblätter. Die Blätter in ein Glasgefäß mit Schraubverschluss geben und mit Olivenöl aufgießen. Das Glas in die Sonne stellen und in den ersten Tagen täglich umdrehen. Nach 2 bis 4 Wochen abseihen. Die Limette waschen, trocken reiben und feine Scheiben aus der Schale schneiden und sehr fein hacken. Dann die Frucht entsaften. Salz, Brennnesselöl, Limettenschale und -saft in einem Mörser gut vermengen. Die Peelingmasse dunkel und kühl lagern. Das Peeling 1-mal wöchentlich in die Haut einmassieren und anschließend mit klarem Wasser ausspülen. Das Peeling ist mindestens 2 Monate haltbar.

Kompresse für eine reine Haut

Bereiten Sie mit ¼ Liter Wasser und 1 Handvoll frischer Brennnesselblätter einen starken Tee zu. Wie ein solcher Tee zubereitet wird, können Sie auf Seite 133 nachlesen. Seihen Sie ihn ab, wringen Sie einen größeren Waschlappen oder ein kleines Frotteehandtuch darin aus, und legen Sie dies auf Ihr gereinigtes Gesicht. 10 bis 20 Minuten einwirken lassen.

Lotion

Einen starken Brennnesseltee (→ Seite 133) aus frischen Blättern zubereiten. Mit der gleichen Menge Rizinusöl (aus der Apotheke) vermischen und in ein dunkles Fläschchen abfüllen. Diese Lotion 1- bis 2-mal in die Gesichtshaut einmassieren oder die Pickel damit betupfen.

Rezepte der Kräuterexpertin Jana Ellmer

Kontaktdaten → Seite 143

Pflege- und Heilsalbe (Standardsalbe)

Die Salbe versorgt die Haut mit Feuchtigkeit und Fett, hilft aber auch bei Schnitten, Hautjucken und Kratzern. Sie brauchen je 100 Milligramm Brennnesselblätter, Kochbananenblätter (Asialaden, Alternative: gekochte Kichererbsen), Calendulablüten und je 150 Milliliter Oliven- und Kokosöl. Außerdem brauchen Sie einen hitzebeständigen Glasbehälter, in den 1 Liter hineinpasst. Schneiden Sie die pflanzlichen Zutaten klein, und geben Sie sie in den Behälter. Das Kokosöl müssen Sie erwärmen, um es zu verflüssigen. Geben Sie das Ölgemisch auf die Kräuter, und rühren Sie es um, sodass alle einen guten Kontakt zum Öl haben. Jetzt erwärmen Sie das Ganze im Wasserbad in einem größeren Topf. Dazu bringen Sie das Wasser zum Kochen, stellen es auf kleine Flamme und lassen die Kräuter für drei Stunden ziehen.

Lassen Sie das Ganze etwas abkühlen, gießen Sie das Öl durch ein Mulltuch ab und drücken Sie den Rest des

Öls sorgfältig aus den Kräutern. Geben Sie das Öl in ein Einmachglas, und bewahren Sie es an einem kühlen und trockenen Platz auf. Nehmen Sie 100 Milliliter davon, und mischen Sie es mit 30 Gramm Bienenwachs (Apotheke) im Wasserbad. Hat sich alles gut vermischt, nehmen Sie die Gefäße vom Herd und gießen die Ölmischung in ein Salbengefäß. Lassen Sie es abkühlen. Jetzt nur noch ein Etikett anbringen, und Sie können Ihre selbst gemachte Brennnesselsalbe genießen.

Salbe bei Hautproblemen

Früher war diese Brennnesselsalbe als Hausmittel Standard und wurde gegen Juckreiz, Akne und Schuppenflechte eingesetzt. Man braucht 100 Gramm frische Brennnesselblätter oder 50 Gramm getrocknete Blätter, 300 Milliliter Sonnenblumenöl – alternativ Hanf- oder Olivenöl –, 36 Gramm Kakaobutter, 36 Gramm Sheabutter und 36 Gramm echtes Bienenwachs (Apotheke). Das zerkleinerte Kraut mit dem Öl im Wasserbad erhitzen und bei etwa 70 Grad zwei Stunden ziehen lassen. In saubere Gläschen umfüllen und abkühlen lassen. Diese Salbe ist im Kühlschrank bis zu 1 Jahr haltbar. Man kann also bis zur nächsten Ernte davon profitieren.

Hilfe bei Akne

Gerade für Jugendliche ist das Thema Akne ein intensives und belastendes Thema. Täglich sollte man einen blutreinigenden Tee aus gleichen Teilen Brennnesselblättern

und Löwenzahn trinken. Man übergießt dazu 1 bis 2 Teelöffel der Mischung mit kochendem Wasser, lässt sie 10 Minuten ziehen und seiht den Tee dann ab.
Hilfreich ist auch ein Brennnessel-Gesichtsdampfbad. Dazu nimmt man 5 Esslöffel frische oder getrocknete Blätter auf 1 Liter kochendes Wasser. Beim 10-minütigen Dampfbad ein Badetuch über Kopf und Topf stülpen; danach das Gesicht mit kaltem Wasser abspülen, damit sich die Poren wieder schließen können.
Auch ein Brennnesselbad hilft bei Hautunreinheiten. Dazu einen starken Tee ins Badewasser geben. Dieses Bad belebt, reinigt den Körper und verleiht der Haut neue Spannkraft.

Hautöl fürs Gesicht

Für ein solides Hautöl werden frische Brennnesselblätter mit Olivenöl übergossen, sodass die Blätter bedeckt sind. Alles warm stellen und nach einer Woche abseihen. Das Hautöl ist für alle Hauttypen geeignet und beugt mit Vitaminen und weiteren Nährstoffen Entzündungen vor, versorgt die Haut mit Feuchtigkeit und verjüngt sie.

Tinktur

Der Vorteil von Tinkturen ist, dass sie hoch konzentriert sind und sich daher einfach dosieren lassen. So hat man für die Zeit, in denen die Natur zur Ruhe kommt und sich zurückzieht, trotzdem die heilenden Wirkstoffe der

Kräuter vorrätig. Außerdem sind Tinkturen durch ihren hohen Alkoholgehalt mehrere Jahre haltbar. Diese Tinktur kann man innerlich in verdünnter Form zum Beispiel bei Blasenproblemen, Gicht, Haarausfall, Nierenschwäche und Rheuma anwenden. Äußerlich ist sie beispielsweise als Einreibung sinnvoll, aber auch als Zugabe für Arm- und Fußbäder bei schmerzenden Gelenken. Unreine Haut lässt sich mit einem Wattestäbchen oder Wattepad punktuell gut betupfen.

Man braucht ein Schraubglas, frische Brennnesselblätter, Doppelkorn oder Wodka mit mindestens 38 Prozent Alkohol und kleine dunkle Flaschen. Das frisch gepflückte Kraut bis zur Hälfte in das Schraubglas füllen, mit Alkohol übergießen und 4 Wochen an einem warmen Ort ziehen lassen. Gelegentlich kurz durchschütteln. Danach wird die Tinktur durch einen Filter oder ein sehr feines Sieb gegeben und in dunkle Flaschen abgefüllt.

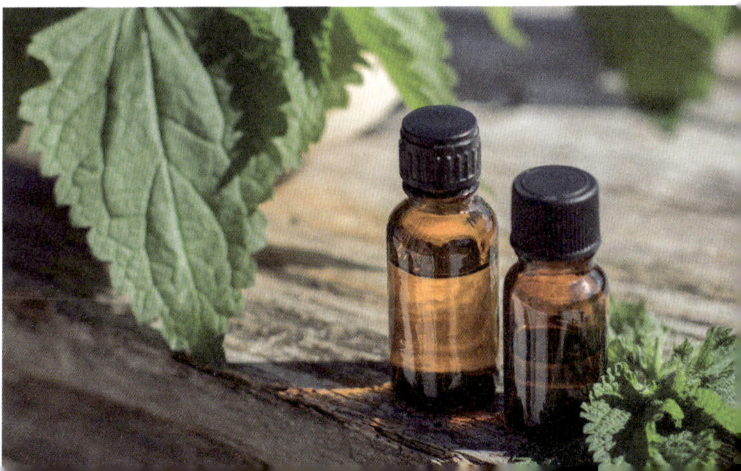

Rezepte für schönes und gesundes Haar

Schönes Haar ist nicht nur attraktiv, sondern signalisiert auch Gesundheit und Vitalität. Brennnesseln sind eine hervorragende Möglichkeit, äußerlich wie innerlich, dass wir unseren natürlich schönen Haarschmuck auch noch im fortgeschrittenen Alter glänzend zur Schau stellen können. Kräftiges, glänzendes Haar macht einen Teil unserer Ausstrahlung aus. Schönheit ist immer ein Ausdruck auch von Gesundheit. Die Ausstrahlung spielt eine große Rolle für unseren Gesamteindruck. Als ich vor vielen Jahren anfing, Brennnesseltee und Brennnesselsaft fast täglich zu trinken, war ich mal wieder beim Friseur. Er konnte es nicht glauben, wie schnell und dicht mein Haar in der Zwischenzeit gewachsen war. Offenbar sind die Vitalstoffe in der Brennnessel optimal, um auch unsere Haare mit allem zu versorgen, was sie brauchen.
Haare profitieren nicht nur innerlich von Brennnesseln. Wenn wir sie äußerlich anwenden, fördern wir einen gesunden Haarwuchs. Die Durchblutung der Kopfhaut und die Fettproduktion der Kopfhaut werden ins Gleichgewicht gebracht, Entzündungen – falls vorhanden – heilen ab, und Schuppenbildung lässt nach. Nicht nur die Blätter, sondern auch die Wurzeln und Samen kommen der Kopfhaut zugute. Bestimmte Arten von hormonell bedingtem Haarausfall können gestoppt werden.
Für die innere Anwendung können Sie frische oder getrocknete Blätter in Ihre Salate, Suppen und Eintöpfe

integrieren. Trinken Sie täglich Brennnesselsaft, geben Sie Brennnesselsamen ins Müsli oder in den Salat. Wie funktioniert die äußere Anwendung? Wenn Sie mutig sind, pflücken Sie sich Brennnesselruten und reiben damit Ihre Kopfhaut ab. Durch das Brennen wird die Blutzirkulation extrem angeregt und die Kopfhaut viel besser durchblutet. Für diejenige, die nicht ganz so mutig ist, kommen hier weitere Rezepte.

Essenz zur Kopfmassage

Im Spätherbst, Winter oder Frühjahr ausgegrabene Brennnesselwurzeln werden gewaschen und in kleinen Stückchen getrocknet. Dann übergießt man sie mit 40-prozentigem Korn und lässt die Mischung mindestens 2 Wochen lang im Warmen stehen und gießt dann alles ab. Diese Essenz verleiht den Haaren einen schönen Glanz.

Haarfestiger

Hierfür übergießt man 1 Esslöffel frische oder getrocknete Brennnesselblätter mit ¼ Liter kochendem Wasser und lässt alles zugedeckt 20 Minuten ziehen. Dann durch einen Tee- oder Kaffeefilter abseihen. Darin 2 Messerspitzen Bienenhonig auflösen. Überraschenderweise ist dieser Haarfestiger nicht klebrig, sondern nur sanft festigend und macht das Haar glänzend. Ich verwende ihn gern bei feuchtem Wetter, damit meine Haare glatt bleiben und nicht »krisselig« werden.

Haarkur

In 3 Liter kaltem Wasser erwärmt man je 1 Handvoll frische Brennnesselblätter, Walnussblätter, Holunderblätter, Birkenblätter bis kurz vor dem Kochen. Dann abseihen. Mit einer Hälfte des Absuds und etwas normalem Shampoo die Haare waschen und mit Wasser ausspülen. Mit der zweiten Hälfte wäscht man die Haare noch einmal nach, lässt alles einige Minuten einwirken und trocknet das Haar, ohne die Kräutermischung auszuwaschen.

Haaröl

Hierfür brauchen Sie jeweils 125 Gramm getrocknete Brennnesselblätter, Rosmarinnadeln und Lavendel, Olivenöl und 10 Tropfen ätherische Öle wie Rosmarin, Ylang-Ylang, Neroli, Lavendel oder Zedern – je nach Vorliebe. Zerkleinern Sie die Kräuter, und füllen Sie sie in ein 1-Liter-Gefäß. Übergießen Sie die Kräuter mit so viel Olivenöl, dass alle gut bedeckt sind. Das Gefäß stellen Sie 2 bis 3 Wochen auf eine sonnige Fensterbank. Dann seihen Sie die Kräuter durch ein Mulltuch ab. Verrühren Sie das Öl mit dem ätherischen Öl. Das Haaröl in einer dunklen Pipettenflasche aus der Apotheke aufbewahren.

Massieren Sie abends einige Tropfen in Haar und Kopfhaut, und waschen Sie das Ganze morgens aus. Sie können auch täglich ein paar Tropfen ins Haar geben und einmassieren.

Haarpackung

Für diese Haarpackung brauchen Sie zu gleichen Teilen Brennnesselblätter, gemahlene Brennnesselsamen, Rosmarinnadeln und Beinwellwurzeln. Je nach Haarlänge 1 bis 2 Teelöffel dieser Mischung mit Olivenöl vermengen und einige Stunden oder über Nacht ziehen lassen und dann abseihen. Nach der Haarwäsche Haare und Kopfhaut mit der Kräuterölmischung einmassieren. Eine halbe Stunde abgedeckt mit einer Duschhaube oder einem Handtuch einwirken lassen und gründlich ausspülen. Die Haare bekommen einen ganz besonderen Glanz.

Haarshampoo

Die Grundlage für dieses Shampoo ist 1 Handvoll getrockneter oder frischer Brennnesselblätter. Sie brauchen darüber hinaus folgende Zutaten, die es in der Apotheke gibt: 750 Milliliter destilliertes Wasser, 10 Gramm Pottasche, 50 Milliliter Brennnesseltinktur, 50 Gramm weiße Schmierseife oder auch Silberseife genannt und 1 Teelöffel Rosmarinöl. Pottasche oder Kaliumcarbonat ist ein weißes Pulver, das den natürlichen Säuremantel der Haare schützt. Bringen Sie das destillierte Wasser zum Kochen. Übergießen Sie mit 250 Millilitern die Brennnesselblätter. Lassen Sie dies 3 Stunden abgedeckt ziehen, und seihen Sie alles durch ein Haarsieb ab. Im restlichen kochenden Wasser erst die Schmierseife auflösen und dann die Pottasche. Die Mischung 30 Minuten köcheln lassen und nach dem Abkühlen mit dem Brennnesselsud vermischen. Das Rosmarinöl in der Brennnesseltinktur auflösen und gut mischen und das Shampoo in eine Flasche abfüllen. Tipp: Es gibt Shampoos auf Brennnesselbasis auch im Handel.

Belebende Haarspülung

Zerkleinern Sie 1 Handvoll getrocknetes Brennnesselkraut, übergießen Sie es mit ¼ Liter Wasser, und lassen Sie den Sud über Nacht stehen. Am nächsten Tag einmal aufkochen und 15 Minuten ziehen lassen, dann abseihen und mit je 1 Esslöffel Honig und Apfelessig vermischen. Die Haarspülung nach dem Haarewaschen wie eine Pflegespülung ins Haar einmassieren und 5 Minuten einwirken lassen, danach auswaschen. Sie sorgt für Glanz, eine feste Haarstruktur und leichte Kämmbarkeit.

Haarspülung – super einfach

Nach der Haarwäsche abgekühlten Brennnesseltee oder Brennnesselsaft ins Haar und in die Kopfhaut einmassieren, nicht ausspülen.

Belebendes Haartonikum

Hierfür braucht man 2 gehäufte Teelöffel Rosmarinnadeln und 2 gehäufte Teelöffel Brennnesselblätter, beide entweder getrocknet oder frisch. Ich habe in meinem Hausgarten winterharte Rosmarinstauden – und natürlich einen Brennnesselhorst. Dann braucht man noch

2 Teelöffel Apfelessig, 2 bis 4 Tropfen Rosmarinöl – aus der Apotheke oder im Internet – und 1 Liter kochendes Wasser. Nicht nur Brennnesseln regen den Haarwuchs an und schenken Haarglanz, sondern auch Rosmarin. Köcheln Sie die Kräuter für mindestens 15 Minuten, gern 1 Stunde lang oder mehr. Decken Sie dabei den Topf mit einem Deckel zu. Seihen Sie die Mischung ab, und fügen Sie das Rosmarinöl hinzu. Von der abgeseihten Flüssigkeit nehmen Sie ungefähr 250 Milliliter nach jeder Haarwäsche, und massieren Sie sie in Haar und Kopfhaut ein. Nicht ausspülen. Sie können etwas vom Tonikum auch immer wieder im Laufe des Tages einmassieren. Heben Sie das Elixier im Kühlschrank auf.

Haarwuchsmittel

Vermischen Sie 40 Milliliter Brennnesseltinktur mit 50 Milliliter Hamameliswasser, beides ist in der Apotheke erhältlich. Hamamelis oder Zaubernuss wirkt wie die Brennnessel adstringierend, antientzündlich und tonisierend. Füllen Sie die Mischung in einer Flasche ab. Damit massieren Sie täglich sanft Ihre Kopfhaut ein. Ich empfehle außerdem eine tägliche Kopfmassage zur Entsäuerung. Durch diese Massage wird die Kopfhaut besser durchblutet und der Säurespeicher Kopfhaut entlastet. Die Haarwurzeln werden wieder besser mit Nährstoffen versorgt. Ich vermittele diese Massagen auch bundesweit in meinen Azidose-Massageseminaren (Kontakt → Seite 144).

Die Brennnessel für Gartenfreunde

Brennnesseln sind ein Pflanzenstärkungsmittel erster Güte, und in ihrer Nachbarschaft gedeihen Pflanzen besonders gut. Wenn Sie viele Brennnesseln im Garten haben, freuen Sie sich. Sie können sie ernten für Tee, Wurzeln und Samen, aber auch Ihren eigenen Dünger herstellen. Ich selbst habe einen Hausgarten, einen Schrebergarten und ein Beet in einem Permakulturprojekt. Ständig setze ich Brennnesseljauche an, weil sie das Immunsystem der Pflanze stärkt, Schädlinge in Schach hält und gute Ernteerfolge garantiert.

Brennnesseljauche

Für Brennnesseljauche brauchen Sie einen größeren Behälter, ich nehme eine Regentonne. Metallgefäße sind nicht geeignet, weil durch den Gärungsprozess Säuren entstehen, die das Metall angreifen würden.
Befüllen Sie den Behälter mit Brennnesseln und gern auch mit weiteren nährstoffreichen Wildkräutern wie Schachtelhalm, Löwenzahn und Wegerich, die Sie beim Unkrautjäten ausgerissen haben. Geben Sie Wasser in das Gefäß, bis die Pflanzenteile gut bedeckt sind, und legen Sie einen Deckel drauf, den Sie mit einem Stein beschweren, damit keine Tiere hineinfallen. Das Jauche-

gefäß sollte möglichst in der vollen Sonne stehen, weil Wärme den Gärungsprozess fördert. Die Jauche stinkt nicht, wenn Sie eine Handvoll Gesteins- oder Algenmehl dazugeben. Beides bekommen Sie in der Gärtnerei. Täglich oder zumindest alle paar Tage rühren Sie die Flüssigkeit mit einem Bambusstab oder Stock um. Nach etwa 2 Wochen ist die Jauche fertig, sie schäumt nicht mehr. Seihen Sie die Jauche durch ein Gartensieb ab, und geben Sie die Brennnesselreste auf den Kompost. Verdünnen Sie die Jauche so, dass eine hellbraune Flüssigkeit entsteht. Das Jauche-Wasser-Verhältnis beträgt etwa 1:10. Für einen Quadratmeter Gartenboden brauchen Sie ungefähr 1 Liter verdünnte Brennnesseljauche. Am besten ist der Boden feucht. Im Herbst können Sie die Brennnesseljauche auch unverdünnt über den Gartenboden gießen – quasi als Langzeitdünger.

Dünger selbst gemacht!

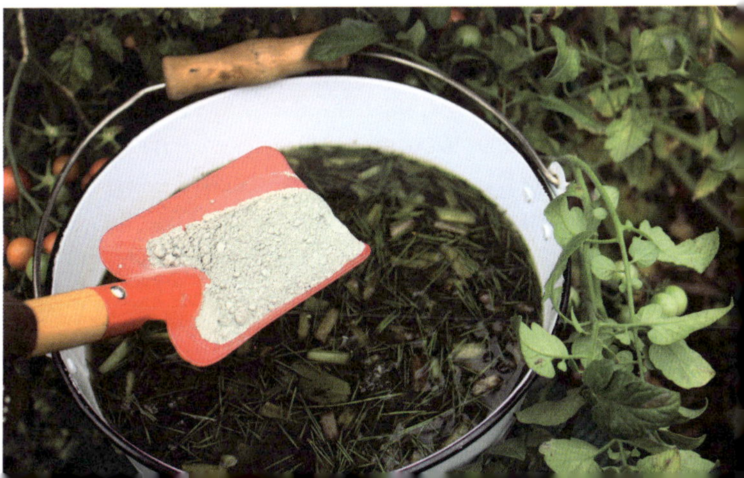

Die Brennnesseljauche ist nicht nur extrem nährstoffreich, sondern ermuntert auch die Regenwürmer im Boden zu vermehrter Aktivität. Durch Kunstdünger werden sie übrigens vertrieben.

Unverdünnt können Sie Brennnesseljauche gegen Schädlinge wie Läuse und Schnecken einsetzen. Blattläuse werden von Brennnesseljauche nicht getötet, sondern nur verdrängt, weil die Pflanze mehr Widerstandsfähigkeit entwickelt.[30] Wenn Sie sie um Ihre Tomatenpflanzen herumgießen, wird der gefürchteten Tomatenfäule vorgebeugt. Düngen Sie Ihr Kartoffelfeld, werden Kartoffelkäfer in die Flucht geschlagen. Wenn Sie Erdbeeren einpflanzen, düngen Sie sie gleich mit verdünnter Brennnesseljauche, dann wachsen sie schneller an. Dies gilt auch für andere Jungpflanzen. Brennnesseln wirken als Anpflanzhilfe, z. B. für Tomatenpflanzen. Legen Sie zunächst einige frische Brennnesselblätter ins Pflanzloch, geben Sie etwas Erde darüber, und setzen Sie dann die Pflanze ein.

Sie können nicht nur Gemüsebeete, sondern auch Obstbäume und Obststräucher mit Brennnesseljauche düngen. Auch meine Rosen im Hausgarten dünge ich Anfang März und Ende Juni mit Brennnesseljauche und erfreue mich einer reichen Blüte. Geben Sie auch auf Ihren Rasen Brennnesseljauche, der durch das ständige Gemähtwerden Nährstoffe braucht.

Sie können auch Brennnesselbrühe herstellen. Brennnesseln weicht man für 24 Stunden in kaltem Wasser

INFO

WEITERE TIPPS

- Wenn Sie Ihre Zimmerpflanzen mit der Kraft der Brennnessel stärken und düngen wollen, gießen Sie sie 1-mal im Monat mit einem starken Brennnesseltee.
- Wer (noch) keine Brennnesseln im Garten oder auf dem Balkon hat, kann problemlos welche anbauen. Brennnesselsamen kann man selbst sammeln, es gibt sie auch in der Gärtnerei. Sie keimen besser, wenn man sie über 24 Stunden in Kamillentee einlegt. Wenn Sie das Wachstum Ihrer Brennnesselpflanzen örtlich begrenzen wollen, säen Sie sie in einen großen Topf aus oder heben Sie eine Grube aus für das Brennnesselbeet, die Sie mit dichter fester Folie auskleiden, bevor Sie die Erde einfüllen.
- Sie mögen Schmetterlinge? Dann sollten Sie Ihren Raupen Brennnesseln als Futterpflanze anbieten. »Es gibt kein Unkraut, höchstens Wildkraut. Zum Beispiel genießen die Brennnesseln meinen Schutz, seit ich weiß, dass sie Nahrungspflanze des Tagpfauenauges sind, einem der schönsten Schmetterlinge.« Das schrieb Professor Konrad Lorenz (1903–1989), der berühmte Verhaltensforscher und Nobelpreisträger.[31] Den Raupen von Admiral, Tagpfauenauge, Kleiner Fuchs, Landkärtchen, Schönbär und den verschiedenen Goldeulenarten dienen Brennnesseln als Futterpflanze – und noch vielen weiteren Insekten. Die Brennhaare können ihnen im Gegensatz zu uns nichts anhaben: Bei niederen Tieren sind sie nämlich unwirksam.

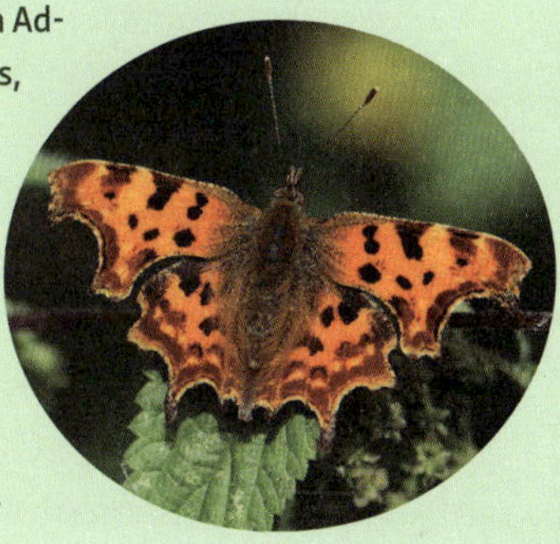

rein. Danach lässt man das Ganze 30 Minuten auf kleiner Flamme köcheln und danach abkühlen. Dann seiht man es ab. Mit dieser Brühe können Sie auch oberirdische Pflanzenteile spritzen. Neben dem Effekt als Blattdünger ist dies eine wirkungsvolle Art der Schädlingsbekämpfung. Die Brühe ist nicht so nährstoffreich wie die Jauche, aber dafür stinkt sie nicht.

»Starker« Kompost

Wenn Sie Brennnesseln in den Kompost geben, wird der Kompost nährstoffreicher. Achten Sie darauf, dass die Brennnesselzweige noch keine Samen enthalten. Sie wollen ja sicherlich nicht überall im Garten Brennnesseln haben! Sie können auch jede neue Schicht im Kompostbehälter mit Brennnesseljauche anfeuchten. Stoffe in der Brennnessel sorgen dafür, dass Abfälle schneller durch Mikroorganismen zersetzt werden. Legen Sie Schichten von abgeschnittenen Brennnesselpflanzen zwischen anderes Kompostmaterial.

Mulchen mit Brennnesseln

Brennnesseln sind ein Gesundheitselixier für Ihren Garten. Sie lassen den Boden und die Pflanzen gesunden und halten Fressfeinde in Schach. Heil- und Würzpflanzen entwickeln mehr ätherische Öle, wenn neben ihnen Brennnesseln wachsen.[32] Schneiden Sie die Pflanze –

ohne Samen! – direkt über der Erde ab, zerkleinern Sie sie etwas, und legen Sie die Brennnesselteile um die Pflanze herum aus. So bleibt der Boden schön feucht, und der Stickstoff und die Mineralstoffe der Pflanzen sickern nach und nach in den Boden und dienen so als Langzeitdünger. Man nennt diese Art von Düngung auch »Flächenkompost«. Die Regenwürmer im Boden ziehen sich das grobe Material in ihre Gänge und fressen und verdauen es – und produzieren so den besten Dünger der Welt: Regenwurmkot.

Anti-Fliegen-Wirkung

Zwar leben viele Tiere von der Brennnessel, einige sogar ausschließlich, aber Fliegen mögen den Geruch überhaupt nicht. Wer sich einer Fliegenplage erwehren will, hängt einfach ein Büschel frischer Brennnesselzweige ins Zimmer.

Biologisches Insektizid

Wer Blattläuse an seinen Pflanzen entdeckt, hat vielleicht nicht genug Vogelfutter für die Meisen aufgehängt. Ich mache für sie Ganzjahresfütterung, weil es immer weniger Insekten gibt. Brennnesseljauche ist auch ideal in einer Sprühflasche zur Bekämpfung von Blattläusen. Wer gerade keine Jauche fertig hat, kann einen starken Brennnesseltee kochen. Man kocht aus einer großen

Schüssel Brennnesselblättern mit der doppelten Menge Wasser für 30 Minuten einen starken Tee. Den seiht man ab, gießt ihn in eine Sprühflasche und besprüht die befallenen Pflanzen. Sind Ihre Pflanzen zum Beispiel im Gewächshaus von der Weißen Fliege befallen, ist eine Spritzung mit einer solchen Brennnesselbrühe ein wirksames Mittel.

Biologisches Fungizid

Wenn Sie Obst geerntet haben, können Sie es zusammen mit Brennnesselblättern lagern. Das verhindert die Entstehung von Pilzen. Die Flüssigkeit, mit der erfolgreich Blattlausbefall eingedämmt wird, hilft auch verdünnt gegen Schimmelpilze zum Beispiel im Badezimmer.

Die Herstellung von Brennnesselprodukten ist einfach.

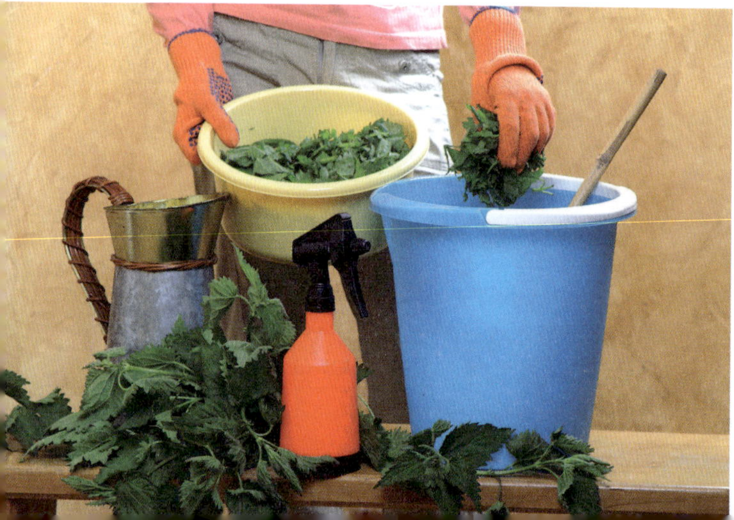

Brennnesseln und ihr Nutzen für Tiere

Die Brennnesselpflanze ist die alleinige Wirtspflanze von Admiral, Tagpfauenauge, Kleinem Fuchs oder Nesselfalter, der Silbergrauen Nessel-Höckereule, der Dunkelgrauen Nessel-Höckereule, der Brennnessel-Zünslereule und dem Landkärtchen. Viele andere Schmetterlingsarten und ihre Raupen ernähren sich auch von der Brennnessel. Wer also Schmetterlinge liebt, sollte Brennnesseln in seinem Garten oder auf seinem Balkon anpflanzen. Die Insekten haben eine Strategie entwickelt, um die Brennhaare herumzufressen und die Wege entlang der Blattadern und Blattränder zu bevorzugen, da dort keine Brennhaare wachsen. Wird die Blattwurzel angefressen, kann das Gift nicht aus der Spitze freigesetzt werden.

Für viele wild lebende Vögel sind Brennnesseln eine willkommene Nahrungsquelle. Vogelfreunde sollten daher ebenfalls Brennnesseln im Garten haben. Viele Insektenfresser unter Wildvögeln fressen Läuse und Raupen, die auf Brennnesselpflanzen zu finden sind. Die samenfressenden Vögel mögen die Samen der weiblichen Pflanzen.

Imker schwören darauf, den Eingang ihrer Bienenstöcke mit Brennnesseln zu bepflanzen, damit Frösche davon abgehalten werden, sich über die Bienen herzumachen.[33]

Brennnesseln für Haus- und Nutztiere

Brennnesselblätter und -samen sind auch für Vögel, Hunde oder Pferde wertvoll. Ich habe eine Bekannte, die im Erzgebirge wohnt, zweiundzwanzig Schlittenhunde besitzt und damit schon erfolgreich an Europameisterschaften im Schlittenhunderennen teilgenommen hat. Sie füttert ihre Hunde täglich mit frischen oder getrockneten Brennnesseln, die sie ins Futter mischt; sie sagt, die Hunde seien ganz wild darauf. Sie sind fit und müssen praktisch nie zum Tierarzt. Auch der französische Naturheilkundige Maurice Mességué schwärmt von der Brennnessel als Hundefutter. Er weichte Brennnesseln, Schöllkraut und Weißkohl klein gehackt für 2 Tage in Regenwasser ein und rieb damit seine Hunde ein – als Schmerzmittel für die, die unter Rheuma litten.[34]
Hunde bekommen mit pürierten Brennnesseln im Futter zudem glänzendes Fell und glänzende Augen.
Auch Wellensittiche und andere Vogelarten profitieren von zerkleinerten Brennnesselblättern und -samen. Um die Brennwirkung der Härchen auszuschalten, übergießt man die Pflanzenteile kurz mit kochendem Wasser.[35]
Es gibt extra Brennnessel-Zusatzfutter für Pferde. Sowohl Samen als auch Blätter der Brennnesselpflanze sind gesund und kräftigend für diese Tiere. Allerdings können Sie sich in der Vegetationszeit die Kosten für ein solches Futter sparen, weil Pferde im Gegensatz zu Kühen recht gern frische Brennnesseln fressen. Dies

gilt auch für Esel und Ziegen. Ihre Schleimhäute in der Mundhöhle sind offenbar so aufgebaut, dass die Nesseln sie nicht stechen. Von alters her hat man vor dem Verkauf Pferden Brennnesselsamen gegeben, damit Fell

INFO

ALTERSELIXIER BRENNNESSEL?

Unsere Katze Kati ist 16 Jahre alt. Sie ist eine Heilige Birma mit blauen Augen. Bei blauäugigen Katzenrassen sagt man, sie hätten ein schwaches Immunsystem und würden nicht sehr alt werden. Kati war in ihrem langen Katzenleben bisher nur einmal beim Tierarzt. Sie hatte aufgrund eines Fütterungsfehlers von mir einen Blasenstein entwickelt, der operativ entfernt werden musste. Sonst war sie nie krank, sondern ist in hohem Alter immer noch verspielt und fängt als Freigängerin Mäuse. Ich gebe ihr seit einigen Jahren pulverisierte Brennnesselsamen- und -blätter ins Futter, und täglich bekommt sie eine Reikibehandlung. Die wertvollen Omega-3-Fettsäuren in den Samen sind für den Zellaufbau wichtig und wirken als Gegenspieler zu Entzündungen, die an vielen Krankheiten beteiligt sind und durch eine Omega-6-lastige Ernährung gefördert werden. Alterungserscheinungen konnten wir an Kati noch nicht beobachten.

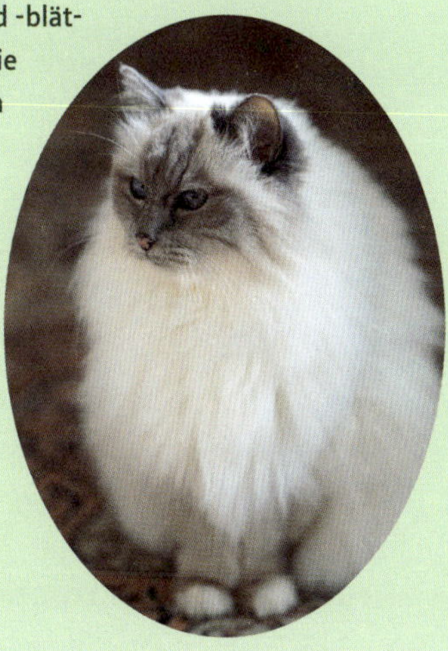

und Augen glänzten, die Pferde »feuriger« wurden und höhere Preise erzielt werden konnten. Bei uns gibt es fertige Brennnesselprodukte für Pferde im Internet zu kaufen.

Ich habe mit einer Pferdebesitzerin gesprochen. Ihr Pferd ist 28 Jahre alt und noch topfit, sie reitet es fast täglich. Sie sagt, Brennnesseln seien ein Geheimtipp für Pferde mit Verdauungsstörungen oder Erkältungen. Bei britischen Pferdehändlern ist eine Mischung von Brennnesselsamen und Mais beliebt, um ihre Pferde lebendiger und vitaler zu machen.[36] Auch äußerlich können Sie Brennnesseln bei Pferden einsetzen, wenn sie unter Haut- und Fellparasiten leiden. Reiben Sie sie auch vorbeugend regelmäßig mit starkem Brennnesseltee ein.

Kühe und Ziegen geben mehr Milch, wenn Brennnesseln in ihre Ernährung einbezogen werden. Kühe mögen allerdings wegen der stechenden Wirkung keine frischen Brennnesseln. Daher mischt man einfach getrocknete Brennnesseln ins Heu oder andere Futter. Auf den britischen Inseln und in Russland wird dieser »Milchzauber« immer noch praktiziert.[37] Schafe, besonders Milchschafe, profitieren gerade im Winter von getrockneten Brennnesseln im Futter.

Auch auf Hühner, Puten und andere Nutztiere haben getrocknete Blätter im Futter eine positive Wirkung. Eine Freundin von mir hat Hühner. Sie sagt, die Zeit, in der die Hennen Eier legen, habe sich verlängert, seit sie

Brennnesseln ins Futter gibt. Seither hatten ihre Hühner auch nicht mehr die für Menschen ungefährliche, durch Parasiten ausgelöste Krankheit Kokzidiose. Getrocknete Brennnesselblätter, unter das Hühnerfutter gemischt, machen die Eidotter aufgrund der Carotinoide außerdem schön gelb und schützen vor Durchfall. Zerhackte Brennnesseln in Küken- und Hühnerfutter vertreiben Parasiten und steigern bei Hennen die Eierproduktion. Sie können den Geflügelstall auch mit getrockneten Brennnesseln und Farnkraut auslegen, um Parasiten fern zu halten. Britische Geflügelzüchter füttern ihre Tiere während des Winters reichlich mit getrockneten Brennnesseln. Dazu wird das Kraut kurz mit heißem Wasser überbrüht und mit Getreideschrot zu einem Brei vermischt.[38] Für Gänseküken empfiehlt sich eine Mischung zu gleichen Teilen aus Gerstenschrot, Weizenkleie und gehackten Brennnesseln.[39]

Brennnesseln im Hühnerfutter steigern die Eiermenge.

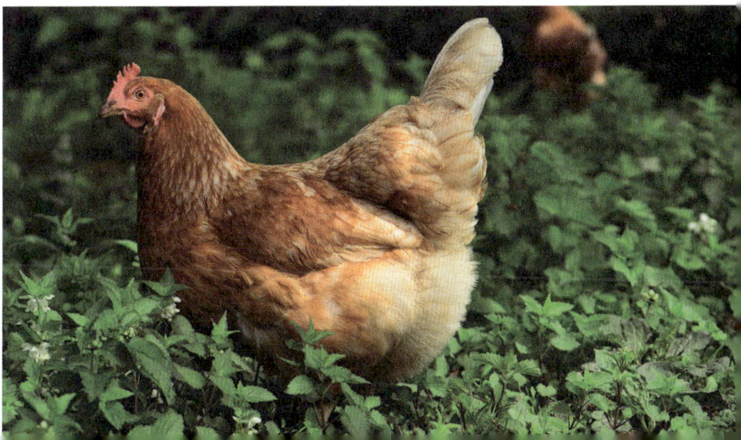

Die Brennnessel als Heilpflanze

Schon vor Jahrtausenden wurde die Brennnessel für medizinische Zwecke genutzt,etwa im alten Ägypten, bei den alten Griechen und Römern. Im *Griechischen Kräuterbuch* aus dem Jahr 512 vor Christi Geburt heißt es: »Die Pflanze heilt Wunden, die durch Hundebiss entstanden sind, und hilft bei gut- und bösartigen Geschwüren ... Brennnesselsaft ist hilfreich bei Nasenbluten. Brennnesseln helfen zusammen mit Myrrhe bei Menstruationsbeschwerden. Wer Brennnesseln zusammen mit Honig zu sich nimmt, lindert Unterleibsblutung und Lungenentzündung ... Ein Auszug, getrunken mit etwas Myrrhe, fördert die Menses und hilft bei Entzündungen der Gebärmutter«.[40]

Weil die Brennnesseln auch bei so vielen Beschwerden helfen, die allein Frauen betreffen, zweifle ich daran, dass sie eine reine Marspflanze sein soll aufgrund ihrer Wehrhaftigkeit und ihres hohen Eisengehalts – sicherlich hat sie auch eine innere Verbindung zur Venus.

Krankheiten und Beschwerden von A bis Z

Ich stelle Ihnen im Folgenden Heilwirkungen vor – mit Angabe, welche Art von Zubereitung welches Pflanzenteils für die jeweilige Indikation am wirksamsten ist. Es ist gut, dass alte Heilmittel wie die Brennnessel gerade eine Renaissance erleben. Viele schulmedizinische Medikamente wie Antibiotika bringen gravierende Nebenwirkungen mit sich. Antibiotika lassen die physiologische Darmflora verarmen, und es können sich Resistenzen bilden. Etwa 80 Prozent unseres Immunsystems sind im Darm angesiedelt. Wer prophylaktisch Brennnesselprodukte zu sich nimmt – als natürliche Nahrungsergänzungsmittel –, stärkt durch die wertvollen Inhaltsstoffe sein Immunsystem. Brennnesseln gibt es bei uns schon länger, als es Menschen gibt. Wir sind also genetisch bestens an dieses Heilkraut angepasst.

INFO

WICHTIG!

Wenn Sie gesundheitliche Beeinträchtigungen haben, gehen Sie bitte zuerst zum Arzt oder Heilpraktiker zur Abklärung und Diagnose und setzen Sie nicht alles aufs »Pferd« Heilkraut! Es kann ja Handlungsbedarf für eine schulmedizinische Maßnahme bestehen. Ich empfehle Ihnen, sich einen Arzt für Naturheilkunde zu suchen, der ausreichende Kenntnisse über Phytotherapie besitzt.

»Gegen jede Krankheit ist ein Kraut gewachsen«, heißt es. Bei der Brennnessel kann man eher sagen: Dieses Kraut hilft bei so gut wie jeder Krankheit! Rudolf Steiner nannte sie daher »Allerweltskerl« und »Königin der Beikräuter«.[41] Die Brennnessel wird im *Nine Herbs Charm*, dem auf Altenglisch verfassten *Neunkräutersegen*, als Pflanze bezeichnet, die »das Elend vertreibt«, »mächtig ist gegen Vergiftung«, »mächtig ist gegen Infektionen«

und »Pflanze, die gegen den Wurm gekämpft hat«.[42] Schon Sebastian Kneipp (1821–1897) war voll des Lobes: »Die Brennnessel hat in der Tat für Kenner den besten Wert«,[43] und der Schweizer Kräuterpfarrer Johann Künzle sagte im 19. Jahrhundert: »Hätte die Brennnessel keine Stacheln, wäre sie schon längst ausgerottet worden, so vielseitig sind ihre Tugenden.«[44] Seine Bücher missfielen einigen Ärzten, die seine Arbeit juristisch verhindern wollten. Maria Treben (1907–1991) und ihre Familie tranken täglich Brennnesseltee als Gesundheitsvorsorge und wurden so gut wie nie krank. Die Heilkundige schrieb: »Niemals kann sich Bösartiges bilden, wenn wir unsere gute Brennnessel nicht nur ehren, sondern in regelmäßigen Abständen uns ihre wunderbare Kraft in Form von Tee einverleiben.«[45] Der französische Pflanzenheilkundler Maurice Mességué (1921–2017) schwärmte von der Brennnessel: »Wenn man mir sagen würde, ich dürfte nur eine einzige Heilpflanze sammeln, dann wäre es zweifellos die Brennnessel.«[46]

INFO

KÖRPER UND GEIST

Wir sind ein Wesen aus Körper, Geist und Seele. Zur Aktivierung der Selbstheilungskräfte und für die seelische Harmonisierung empfehle ich auch als Gesundheitsvorsorge das authentische Reiki, eine Methode, die ich seit fast vierzig Jahren im In- und Ausland vermittele und über deren Wirksamkeit immer mehr wissenschaftliche Studien erscheinen.

Abzess

Ein Abszess ist eine Eiterbeule, die sich öffnen und entleeren kann und sich oft unter der Achselhöhle bildet. Weil eine Blutvergiftung droht, sollte immer ein Arzt mit einbezogen werden. Man trinkt einen Tee zu gleichen Teilen aus Brennnesseln und Stiefmütterchen. Stiefmütterchentee bekommen Sie in der Apotheke. Man kann auch die betroffene Stelle mit einer Kompresse, in Brennnesseltee getunkt und ausgewrungen, mehrmals am Tag behandeln.

Akne (→ auch Seite 59 f.)

In der Pubertät, im Zuge der Hormonumstellung, ist Akne für viele junge Menschen ein Problem. Brennnesseltee oder Brennnessel-Blattpulver in Kapseln hilft, überschüssige Hormone zu binden und Aknesymptome zu mildern.[47] Als Reinigungsmittel kann man einen Wattebausch nehmen und in abgekühlten Tee tunken und auswringen. Die Brennnessel ist gleichzeitig blutreinigend und blutbildend. Maria Treben empfiehlt 1 Liter Brennnesseltee täglich im Kampf gegen diese Pubertätskrankheit, die selten im Erwachsenenalter auftritt.[48]

Allergien

Allergien sind stark im Kommen. Schon etwa ein Drittel der Kinder leidet an Allergien, Tendenz steigend. Manche Allergien verschwinden im Erwachsenenalter. Andere bleiben und wandern eine Etage höher, in die

Lunge. Dort entsteht dann Asthma, eine sehr belastende Krankheit. Obwohl das Ejakulat aus den Brennnesselhärchen Histamin enthält, wirken Brennnessel histamindämpfend, also als natürliches Antihistaminikum und helfen, saisonale Allergien zu lindern. Die Körperzellen, die für die Ausschüttung von Histamin verantwortlich sind, werden stabilisiert und geben weniger von diesem Hormon frei. Allergische Symptome wie verstopfte oder laufende Nase, Niesen und Juckreiz werden reduziert. Bei Allergien spielt es keine Rolle, ob Sie sich für Brennnesseltee, den Saft aus den Blättern oder die Einnahme von Brennnesselkapseln entscheiden.
Haben Sie Hautallergien, können Sie die betroffenen Stellen mit einem starken abgekühlten Brennnesseltee abtupfen oder nach Maria Treben auch mit einem Käsepappel-Kaltauszug waschen.[49] Dr. Andrew Weil sagte auf einem Arbeitstreffen für *Botanische Medizin für Ärzte,* dass er keine so dramatische Besserung kennen würde wie die Linderung von Heuschnupfen mit gefriergetrockneten Brennnesselblättern.[50]

Altersflecken

Bei Hautflecken, die meist auf oxidative Prozesse hindeuten, hilft eine Kur aus Brennnesseltee. Äußerlich kann man einen Absud aus Labkraut herstellen. Dazu nimmt man 2 gehäufte Teelöffel Labkraut, brüht sie mit 500 Millilitern heißem Wasser ab, lässt es 30 Sekunden ziehen und wäscht die betroffenen Hautflecken mehrmals täglich damit ab. Alternativ kann man auch den Saft von Ringelblumenstängeln für die äußerliche Anwendung einsetzen.

Alzheimer

Die Brennnessel enthält Bor, was zu einer signifikanten Zunahme des im Körper zirkulierenden Östrogens führen kann. Östrogen unterstützt die Verbesserung des Kurzzeitgedächtnisses und hilft, die Stimmung bei Alzheimer-Patienten zu heben.[51]

INFO

BRENNNESSEL – EIN ADAPTOGEN

Von vielen Kräuterkundigen wird die Brennnessel als Adaptogen betrachtet, das heißt als ein Heilmittel, das sämtliche körperlichen und damit auch seelischen Funktionen stärkt und optimiert. Adaptogene wie Ginseng, die Shisandrabeere, bestimmte Heilpilze und eben auch die Brennnessel haben daher ein riesiges Wirkspektrum. Sie wirken zum Beispiel antioxidativ, antidepressiv, antiviral, antibakteriell, entwässernd und als Immunmodulator. Hier ein Rezept, um diese Wirkung zu optimieren: Nehmen Sie 1 Esslöffel getrocknete Brennnesselblätter und 1 Teelöffel getrocknete oder 2 Teelöffel frische Basilikumblätter. Übergießen Sie diese Blattmischung mit 500 Millilitern kochend heißem Wasser, und lassen Sie das Ganze zugedeckt mindestens 4 Stunden oder über Nacht ziehen. Drücken Sie danach die Kräuter aus, und genießen Sie das Stärkungsmittel über den Tag verteilt.

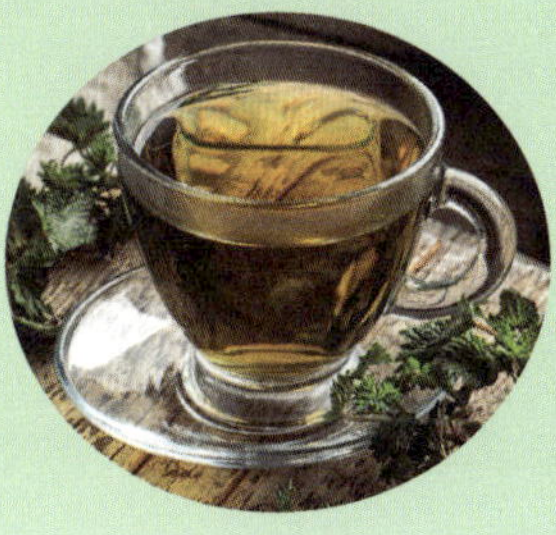

Arthritis, Arthrose

Rheumatische Arthritis ist zu einer Volkskrankheit geworden und gilt als unheilbar. In meinen Augen spielen eine säureüberschüssige Ernährung, Übergewicht, zu viele im Übermaß entzündungsfördernde Omega-6-Fettsäuren, chronischer Stress und Bewegungsmangel eine große Rolle als mögliche Ursachen.

Schon die alten Römer schlugen die betroffenen Gelenke, die geschwollen, rot und schmerzhaft waren, mit Brennnesselruten. Das führte zu einer unmittelbaren Erleichterung der Symptome. Die Neurotransmitter Serotonin und Histamin im Brennnesselstich-Cocktail senden Signale zum Gehirn und bewirken, dass Nervenenden das Gefühl und die Übertragung von Schmerzsignalen blockieren.

Auch innerlich hilft die Brennnessel bei Arthritis. Sie bringt uns wieder in den basischen Bereich und dämpft durch ihre Omega-3-Fettsäuren in Blättern und vor allem in den Samen entzündliche Prozesse. Streuen Sie frische oder getrocknete Samen übers Müsli, und trinken Sie täglich Brennnesseltee und Säfte aus frischen Blättern.

Im *Leitfaden Phytotherapie* wird bei Arthrose 3-mal täglich Frischpflanzensaft aus Brennnesselblättern empfohlen, 3-mal täglich 1 Esslöffel und Brennnesseltee mehrmals täglich.[52] In einer Pilotstudie an 37 Patienten mit chronischen Gelenkerkrankungen bekamen die Teilnehmer der Studie 3-mal täglich 50 Gramm Mus aus gedämpften Brennnesselblättern. Die Brennnesselblätter reduzierten den Zytokinspiegel und führten zu

INFO

HOMÖOPATHIKUM

Das homöopathische Mittel wird aus der kleinen Brennnessel *Urtica urens* hergestellt. In der Homöopathie gilt das Prinzip »Gleiches mit Gleichem«. Daher sind die Indikationen Gicht, juckende und brennende Hautausschläge, Insektenstiche, Verbrennungen und Nesselsucht.

70 Prozent weniger subjektivem Schmerzempfinden, Druckschmerz und Steifigkeit im Vergleich zu Beginn der Studie.[53]

Maria Treben empfiehlt bei Arthritis eine Brennnessel-Teekur und einen Schwedenbitterumschlag für die schmerzende Stelle, den man 4 Stunden einwirken lässt. Vorher reibt man die Stelle zum Beispiel mit einer Ringelblumensalbe ein, damit der Alkohol im Schwedenbitter der Haut nicht das Fett entzieht.[54] Dr. James Duke empfiehlt, frische Blätter zu dämpfen und als Gemüse zu verzehren.

Meine Salzburger Bergwanderführerin und Kräuterkundige Barbara Schafflinger[55] hat mir ein wunderbares Rezept für eine Arthrosesalbe zur Verfügung gestellt: Man braucht dafür 250 Milliliter Olivenöl, 70 Gramm grob zerhackte frische Brennnesseln, 35 Gramm Bienenwachs und 5 Tropfen Propolis. Die Brennnesseln lässt man im Olivenöl bei geringer Hitze über 2 Tage ausziehen. Danach seiht man das Olivenöl ab, was jetzt die schöne grüne Farbe der Brennnessel angenommen hat. Man lässt dann das Bienenwachs im abgeseihten Olivenöl schmelzen und rührt zum Schluss die Tropfen Propolis unter, um die Salbe haltbar zu machen. Die Masse füllt man in kleine Gläschen ab und wartet mit dem Verschließen, bis die Salbe getrocknet ist. Wenn man die Salbe kühl, trocken und dunkel lagert, ist sie bis zu 1 Jahr haltbar.

Asthma

Am besten trinken Sie täglich 3 Tassen Brennnesseltee oder Brennnesselsaft, selbst frisch hergestellt oder aus dem Reformhaus. Unterstützend können Sie Brustumschläge und Wickel aus frischem Brennnesselkraut, Brennnesseltee oder -tinktur anlegen. In Australien werden Brennnesseln als Blatt und Wurzeln seit vielen Jahren als Tee bei Asthma verabreicht, und auch in den USA therapieren immer mehr Menschen Asthma mit Brennnesseln, seit bekannt wurde, dass diese Pflanze als ein potentes Antihistaminikum wirkt.[56]

Bakterien und Pilze

Die Brennnessel wirkt antibakteriell gegen pathogene Bakterien, und zwar sowohl gegen grampositive als auch gegen gramnegative Bakterien, beispielsweise *Pseudomonas aeruginosa* und *Escherichia coli* und *S. aureus, Entgerococcus faecalis*. Sogar gegen den Pilz *Candida albicans* war Brennnesselextrakt wirksam.[57]

Bindegewebsschwäche

Eine Veranlagung für schwaches Bindegewebe ist angeboren und kann zu Krampfadern führen. Trinken Sie immer mal wieder 10 Tage lang einen kieselsäurehaltigen Tee zu gleichen Teilen aus Brennnesseln, Ackerschachtelhalm und Bohnenschalen (Apotheke). Brühen Sie 3 Esslöffel der Mischung mit 1 Liter Wasser auf, und lassen Sie den Tee 10 Minuten lang ziehen.

Blasenentzündung, Reizblase, Blasensteine

Blasenentzündungen sind unangenehm. Bleiben sie unbehandelt, können die Nieren in Mitleidenschaft gezogen werden – eine Nierenentzündung entsteht. Weil bei Frauen der Harnleiter sehr kurz ist, sind sie häufiger von Blasenentzündungen betroffen. Da Brennnesseln entwässernd wirken, unterstützt Brennnesseltee die Heilung. Ich empfehle eine Frischsaftkur aus 1 Esslöffel Brennnesselsaft mit Wasser verdünnt, der noch 3 Wochen nach der Ausheilung eingenommen wird. Zusätzlich empfehle ich Blasentee und ein Cranberryprodukt aus der Apotheke. Mit diesen drei Mitteln plus Wärme – eine Wärmflasche auf den Bauch – habe ich ohne Antibiotika 2-mal eine Blasenentzündung infolge einer Unterkühlung innerhalb von einer guten Woche zum Abheilen gebracht. Meine Naturheilärztin war begeistert. Brennnesseln spülen die Blase durch und wirken antibakteriell. In einer Untersuchung steigerte eine 14-tägige Einnahme frischen Nesselsaftes das Urinvolumen bei den Testteilnehmern erheblich.[58] Wenn allerdings nach einigen Tagen Eigentherapie keine Besserung eintritt, gehen Sie unbedingt zum Arzt.

Bei chronischer Prostataentzündung und Reizblase wird ein Wurzelextrakt verschrieben. Die frischen Wurzeln säubert man, schneidet sie klein und füllt sie in ein Glas mit Schraubverschluss. Dann mit 45-prozentigem Alkohol aufgießen und 2 bis 3 Wochen ziehen lassen, abseihen und in dunkle Tropfflaschen füllen. Die Dosierung ist 3-mal 20 Tropfen täglich.[59]

Bei Blasensteinen wird die homöopathische Urtinktur *Urtica urens* empfohlen: 3-mal täglich 10 Tropfen in etwas heißem Wasser.

Blasenschwäche (Inkontinenz)

Bei einer Blasenschwäche geht Harn unwillkürlich ab. Dahinter steckt oft eine Bindegewebsschwäche, eine Unterkühlung, ein überdehnter Beckenboden infolge von Geburten oder ein hormonelles Ungleichgewicht (zum Beispiel während der Wechseljahre), aber auch Stress und Nervosität können eine Rolle spielen. Lernen Sie Tiefenentspannungsmethoden zum Stressabbau wie Meditation und das authentische Reiki. Machen Sie eine vierwöchige Brennnesselsamen-Kur. Dazu essen Sie täglich 1 bis 4 Teelöffel Brennnesselsamen, zum Beispiel in Salat und Müsli, und trinken Brennnesselsamen-Tee. Nach Bedarf und einwöchiger Pause können Sie die Kur wiederholen.

Blutarmut (Anämie)

Brennnesselsaft ist eine hervorragende Eisenquelle. Viele Frauen in der fruchtbaren Phase leiden unter Eisenmangel. Eisenpräparate haben oft nicht die gewünschte Wirkung. Wer unter Eisenmangel leidet, ist antriebsschwach und neigt zu Erschöpfungsdepressionen. Die Blutbildung kann gestört sein. Man kann Brennnesselsaft in jedem Reformhaus kaufen. Wer möchte, kann sich aber auch selbst Brennnesselsaft mit einem elektrischen Entsafter herstellen. Gut schmeckt er zusammen mit ein paar Datteln und 1 Apfel. Brennnesselsaft kommt von der Wirkung her einer Bluttransfusion wohl am nächsten. Maria Treben empfiehlt bei Blutarmut eine Brennnesseltee-Kur mit 3 bis 4 Tassen Tee täglich.[60]

Blutdruck (hoch/niedrig)

Indem Brennnesseltee oder -saft mild entwässert, scheidet der Körper überschüssiges Wasser aus, und bei Bluthochdruck kann dieser sinken. Gleichzeitig wird das Herz entlastet. Ich habe einen sehr niedrigen Blutdruck, 90 zu 60. Wenn ich regelmäßig Brennnesselprodukte wie Tee, Saft oder Samen zu mir nehme, fühle ich mich energetischer, entscheidungsfroh und voller Tatenkraft. Bei einem niedrigen Blutdruck wird auch manchmal das Schlagen mit Brennnesselruten empfohlen zur Anregung des Kreislaufs. Diese Methode ist mir aber ehrlich gesagt zu heftig. Ich bevorzuge Wechselduschen und jogge in der Natur.

Dass Brennnesseln einen erhöhten Blutdruck bis zu 38 Prozent senken, zeigen wissenschaftliche Studien,[61] wofür vermutlich das Kalium und die Polyphenole wie Quercetin und Rutin verantwortlich sind. Ein Tee zu gleichen Teilen aus Brennnesselkraut, Zitronenmelisse und Johanniskraut, den man 8 Minuten ziehen lässt, reguliert den Blutdruck, beruhigt die Nerven und wirkt leicht stimmungsaufhellend. Zur Tiefenentspannung und für Stressabbau empfehle ich das authentische Reiki, das nachweislich Stresshormone wie Cortisol abbaut.

Blutfettwerte

Zu hohe Blutfettwerte, so zeigen es wissenschaftliche Studien, können durch Brennnesselextrakt gesenkt werden, und das Fettsäureprofil wird verbessert. Der Anteil des »schlechten« LDL-Cholesterins sank, und das Verhältnis von HDL zu LDL verbesserte sich.[62]

Blutreinigung

Die Brennnessel reinigt das Blut und ist daher seit alters ein wichtiger Bestandteil jeder Frühjahrskur. Man kann entweder selbst gepressten oder gekauften Frischsaft trinken, ein Glas pro Tag, oder Brennnesseltee, bis zu 1 Liter täglich. Ein effektiver Mischtee besteht zu gleichen Teilen aus Brennnesselblättern, zerkleinerten Löwenzahnwurzeln, Holunderknospen und Schlüsselblumen.

INFO

IM FRÜHJAHR UND HERBST EINE BRENNNESSELKUR

Diese Kur nach Maria Treben soll 4 Wochen lang durchgeführt werden. Schluckweise trinkt man vor dem Frühstück 1 Tasse Brennnesseltee – man nimmt 1 gehäuften Teelöffel möglichst frische Brennnesseln pro Tasse und im Laufe des Tages schluckweise noch 2 weitere Tassen. Diese Kur führt man im Frühjahr und im Herbst durch. Die begnadete Kräuterfrau ließ sich von der Gottesmutter zu ihrem Kräuterbuch inspirieren und bezeichnet die Brennnessel als »beste aller Heilpflanzen«, die sie jung und elastisch halte und dafür sorge, dass sie und ihre Familie seit Jahren keinerlei Medikamente benötigten. Ihr war wichtig, dass das frische grüne Kraut mehr Heilkraft enthält als das getrocknete, warum sie nur im Winter auf ihren getrockneten Vorrat zurückgriff. Als vorbeugende Maßnahme »trinkt man das ganze Jahr über täglich eine Tasse Brennnesseltee«.[63]

Auch Pfarrer Sebastian Kneipp empfahl seinen Patienten, im Frühjahr und Herbst eine Brennnessel-Saftkur aus frisch gepressten Pflanzen durchzuführen, die neue Lebenskraft und neuen Lebensmut schenkt.

Einer von Kneipps Schülern erfand die nach ihm benannte Pumpe-Kur. Zu Beginn trinkt man 3 Esslöffel Frischsaft pro Tag und erhöht diese Dosis alle 3 Tage um 1 Esslöffel, bis zu einer Maximaldosis von 10 Esslöffeln pro Tag. Der Saft wird im Verhältnis von 1:5 mit Wasser oder Buttermilch verdünnt.[64]

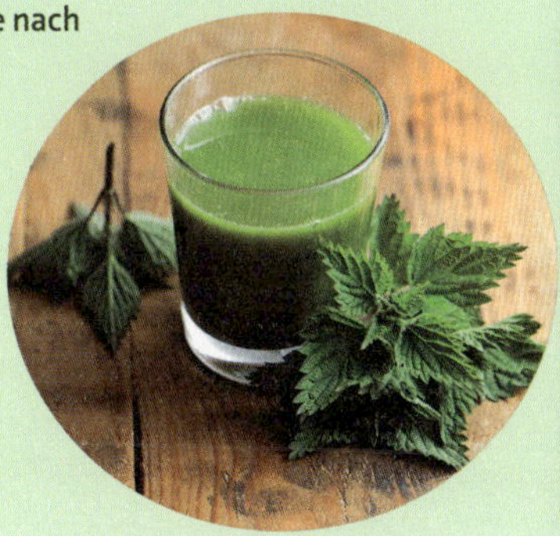

Bronchitis

Brennnesseln besitzen antivirale Eigenschaften. Sie helfen bei Entzündungen der oberen Luftwege, Schleim aus der Brust und dem Hals auszuwerfen. Um bei Bronchitis zu helfen, können Sie Brennnesselblätter in Form von Tee oder Saft nutzen und auch die Samen. Diese »Brennnesseltherapie« hilft auch, Raucherhusten zu lindern. Hilfreich ist auch ein Mischtee aus Brennnesseln, Schafgarbe und Spitzwegerich. Alle Kräuter können Sie selbst sammeln und trocknen oder in der Apotheke erwerben.

Detox (Entgiftung)

Brennnesseln fördern eine sanfte Entgiftung und Entschlackung und bringen den Organismus wieder ins Säure-Basen-Gleichgewicht. Daher sind Brennnesseln fester Bestandteil der Neun-Kräuter-Suppe, und die Brennnesselkur von Maria Treben (→ Seite 93) verlässt sich zur Entschlackung allein auf diese Pflanze. Die Brennnessel stärkt alle Ausscheidungsorgane wie Blase, Leber und Nieren und bindet sogar Schwermetalle und schwemmt sie aus.[65]

Diabetes

Bei dieser Stoffwechselstörung ist der Blutzuckerspiegel erhöht, und Zucker wird mit dem Harn ausgeschieden. Die körperliche und geistige Leistungsfähigkeit ist eingeschränkt. Als Begleittherapie eignet sich Brennnesseltee, weil er die Funktion der Bauchspeicheldrüse günstig beeinflusst und hilft, einen zu hohen Blutzuckerspiegel zu senken.[66] Blattextrakt war im Tierversuch in der Lage, den Blutzuckerspiegel bei diabetischen Ratten zu senken und die Blutzuckerspitzen zu glätten.[67] Sie können es auch mit einer Teemischung probieren aus gleichen Teilen von Brennnesselblättern, Löwenzahn und Bohnenschalen. Die Zutaten bekommen Sie auch in der Apotheke.

Durchblutungsstörungen

Bei Durchblutungsstörungen der Beine bzw. Raucherbeinen kann man Brennnesseltee als Badezusatz ins Bad geben. Man kann auch einen Kaltwasserauszug aus frischen Stängeln und Blättern der Brennnessel dem Wasser des Fußbades zugießen. Die Badedauer beträgt etwa 20 Minuten. Für ein Brennnessel-Vollbad gießt man Wasser auf 200 Gramm getrocknete oder die doppelte Menge frische Brennnesselblätter, lässt diesen Kaltwasserauszug 12 Stunden ziehen, seiht ihn ab und gibt ihn dem Badewasser zu. Die Badedauer sollte etwa 30 Minuten betragen. Anschließend nicht abtrocknen, sondern im Bademantel eingehüllt im Bett 1 Stunde nachschwitzen. Mit einem Kaltwasseransatz kann man auch betroffene Stellen waschen und ihn leicht einmassieren. Unterstützend trinkt man täglich 3 Tassen Brennnesseltee möglichst aus frischen Blättern.

Durchfall

Schon die alten Griechen verwendeten Brennnesseln auch bei Durchfall. Wer Durchfall hat, kann entweder Brennnesselblättertee trinken oder einen Tee aus der getrockneten Brennnesselwurzel. Beides wirkt adstringierend (zusammenziehend). Auch ein Tee aus Brennnesselsamen hilft: Übergießen Sie 2 Esslöffel Brennnesselsamen mit ¼ Liter Wasser, und lassen Sie das Ganze 20 Minuten köcheln, bis aufgrund der Saponine eine leicht schleimige Flüssigkeit entsteht. Seihen Sie alles durch Küchenpapier ab, und trinken Sie 3 Tassen täglich. Bei Durchfall sollte man den Flüssigkeitsverlust dringend durch viel Trinken ausgleichen.

Ekzeme

Naturheilkundlich arbeitende Hautärzte empfehlen bei Ekzemen Brennnesseltee oder -tinktur. 3-mal täglich sollte man die Tinktur einnehmen oder den Tee trinken. Salbe auf Brennnesselbasis, gekauft oder selbst gemacht, sollte zusätzlich auf die betroffene Stelle aufgetragen werden. Um die Haut zu reinigen, kann man einen Wattebausch in kalten Tee tunken, auswringen und damit die betroffenen Stellen abtupfen. Als Tee hilft auch die Mischung von Brennnesseln mit Ehrenpreis zu gleichen Teilen.[68] Auch Brennnesselkompressen aus starkem Tee sind hilfreich. Wringen Sie ein darin getränktes Frotteehandtuch aus, und legen Sie dieses gern mehrmals täglich auf das Ekzem. Ebenso hilft ein Brennnesselbad:

Gießen Sie dafür starken Tee aus frischen oder getrockneten Brennnesselblättern ins Badewasser, und bleiben Sie etwa 30 Minuten im Wannenbad.

Energiemangel, Ermüdung

Sowohl die Blätter als auch die Samen der Brennnessel sind derart vitalstoffreich, dass sie sofort verbrauchte Energie zurückbringen. Essen Sie täglich 1 bis 2 Esslöffel Brennnesselsamen als Stärkungsmittel beispielsweise auf Butterbrot oder im Salat. Oft steckt hinter einem Energiemangel ein Eisenmangel, hier hilft die eisenreiche Brennnessel. Sie können Brennnesseltee oder frischen Saft trinken bzw. sich Pulver mit Wasser anrühren. Eine Art Multi-Vitamin-Tee besteht zu gleichen Teilen aus Brennnesselblättern, Alfalfa-Blättern, Blättern der roten Johannisbeere, vom Rotklee und von Hagebuttenfrüchten. Man kann sich eine größere Menge dieses Tees mischen und in einem großen Einmachglas aufbewahren. Für 1 Liter Tee 1 Esslöffel nehmen, für einen Becher 1 Teelöffel; mit kochendem Wasser übergießen, 10 Minuten ziehen lassen und genießen.

Entschlackung

Zur Aktivierung des Stoffwechsels und zur Entschlackung empfehle ich, 1- bis 2-mal die Woche ein Entschlackungsbad mit einem Brennnesselzusatz zu genießen. Dazu geben Sie einen stark gebrauten Brennnesseltee aus 4 Handvoll frischen, geschnittenen Pflanzen oder aus

300 Gramm getrockneten Brennnesselblättern in eine Wannenfüllung. Innerlich angewendet können Sie bis zu 2 Liter Brennnesseltee täglich trinken.

Entwässerung

Die Brennnessel wird traditionell als Entwässerungsmittel eingesetzt. Moderne Studien bestätigen diese Wirkung. Die Urinproduktion stieg um rund 25 Prozent, und der entwässernde Effekt bei 1 Gramm pro Kilogramm Körpergewicht betrug 25 Prozent des Entwässerungsmittels Hydrochlorothiazid.[69]

Entzündungen

Zahlreiche Studien belegen die antientzündliche Wirkung von Brennnesselblättern zum Beispiel bei Arthritis.[70] Hierfür sind besonders die Kaffeoyläpfelsäure und die selten vorkommenden ungesättigten Fettsäuren verantwortlich, welche chronisch-entzündliche Prozesse günstig beeinflussen.[71] Der Kommission E zufolge wirken Brennnesselblätter innerlich und äußerlich bei rheumatischen Beschwerden und als Durchspülungstherapie innerlich bei entzündlichen Erkrankungen der ableitenden Harnwege. Die Kommission E ist eine selbstständige wissenschaftliche Sachverständigen-Kommission für pflanzliche Arzneimittel des Bundesgesundheitsamtes und des heutigen Bundesinstituts für Arzneimittel und Medizinprodukte.[72] Bei Harnwegsinfekten empfehlen die Autoren eine Kombination aus Brennnessel- und

Goldrutentee und die Einnahme von Brennnesselkraut-Frischpflanzenpresssaft und Brunnenkresse-Frischpflanzenpresssaft.[73]

Erkältungen

Inhaltsstoffe der Brennnessel wie Vitamin C und Omega-3-Fettsäuren dämpfen die Entzündung der Nasenschleimhäute während eines Schnupfens, hinzu kommt die antivirale Wirkung. Trinken Sie Saft oder Tee aus den Blättern. Sie können auch Brennnesselextrakt aus der Apotheke oder dem Reformhaus nach Vorschrift einnehmen.

Erschöpfung → Energiemangel

Das moderne Leben ist anstrengend, und viele leiden unter Burn-out oder Erschöpfungsdepression. Der Brennnesselsaft, die Samen oder der Tee können einem einen Energy Booster geben. Sie können es auch mit Brennnesselextrakt aus Apotheke oder Reformhaus versuchen und Brennnesselspinat auf Ihren Speisenzettel nehmen. Gut ist es, auf täglicher Basis die Kraft der Brennnessel zu nutzen.

Fieber

Bei Fieber sollte man natürlich den Ursachen auf den Grund gehen. Es handelt sich um die körpereigene Methode der Überwärmung, um krankheitsverursachende Keime zu vernichten. Daher sind fiebersenkende Zäpfchen und andere Methoden nicht ideal. Brennnesseln kann man als Tee oder Saft zu sich nehmen – als Stärkungsmittel, das auf sanfte Weise den Heilungsprozess fördert und damit zur Senkung der Temperatur beiträgt.

Frühjahrsmüdigkeit

Unsere Vorfahren wussten die Lebenskraft der Brennnessel besonders im Frühjahr zu schätzen, wenn die dunkle Jahreszeit sich dem Ende zuneigte, und die jungen Triebe waren stets Teil der »Neun-Kräuter-Suppe«, um den Winter und die Winterschwäche zu vertreiben, die sicher auch mit Vitamin-C-Mangel zusammenhing. Frühlingskräuter, und da vor allem die Brennnessel, fördern den Stuhlgang, lösen Schleim aus der Lunge und bringen die Körpersäfte in Bewegung. Neben Brennnesseln gehören Vogelmiere, Knöterich, Schafgarbe, Gänseblümchen, Geißfuß und Löffelkraut in die Suppe. Keine Vitaminpille kann mit der Kraft und Vitalität des frischen wilden Grüns mithalten.

Gallenleiden

Bei Gallenleiden empfiehlt sich eine Brennnessel-Teekur. Man trinkt bis zu 4 Tassen Tee über mehrere Wochen. Auch Brennnesselmilch unterstützt die Gallenblase. Dazu gibt man 2 Esslöffel frische oder getrocknete Brennnesseln in ½ Liter Kuh- oder Pflanzenmilch, lässt die Mischung 30 Minuten köcheln und seiht sie ab. Morgens und abends trinkt man davon je die Hälfte.[74]

INFO

FASTEN MIT BRENNNESSELN (→ AUCH SEITE 93)

Zur Unterstützung einer Fastenkur wirkt Brennnesseltee sanft ausleitend, blutreinigend, basenbildend, entwässernd und fördert die Durchblutung. Die Vitalstoffe der Brennnessel helfen, die Fastenkur durchzuhalten und trotz der Ausscheidung von Schlacken und Säuren im Säure-Basen-Gleichgewicht zu bleiben.

Ein wunderbares Fastengetränk ist auch Brennnesselsamentee. Sie brühen 3 Teelöffel gemahlene Brennnesselsamen mit 500 Millilitern kochendem Wasser auf, lassen den Tee 8 bis 10 Minuten ziehen und seihen den schleimhaltigen Tee durch einen Baumwollfilter ab. Dieser Tee beruhigt die Magennerven und sorgt für eine gute Darmausleitung.

Gefäßverengungen

Maria Treben schreibt, dass sich Gefäßverengungen mit Brennnesselbädern ausheilen lassen. Dazu weicht man Brennnesselstängel und -blätter für 12 Stunden in 5 Litern kalten Wassers ein. Der Kaltansatz wird erwärmt und mit den Pflanzenteilen ins Badewasser gegeben. Die Badedauer beträgt etwa 20 Minuten.[75]

Geschwüre

Brennnesseln als Tee oder Saft oder ein Konzentrat in Kapselform hilft, Geschwüre zum Beispiel im Magen-Darm-Trakt auszuheilen, wie 2004 eine Studie feststellte.[76]

Gicht

Gicht ist wie Rheuma eine typische Säurekrankheit, oft durch den Konsum von Fleisch oder Alkohol ausgelöst. Ein Zuviel an Harnsäure verursacht bei Gicht die Schwellung von Gelenken und extreme Schmerzen während des Anfalls. Brennnesseln bringen Ablagerungen in Bewegung und leiten ein Zuviel an Harnsäure aus und bilden daher eine wirksame und nebenwirkungsfreie Therapiemöglichkeit. Durch ihre hohe Konzentration an Mineralstoffen und Spurenelementen sorgen sie wieder für ein Säure-Basen-Gleichgewicht.

Man trinkt Tee aus Brennnesselblättern oder einen Grünsaft aus dem Pulver von getrockneten Brennnesselblättern und -samen. Die Omega-3-Fettsäuren in Blättern und Samen wirken Entzündungen entgegen. Hilfreich ist auch eine Teemischung zu gleichen Teilen aus Brennnesselblättern, Löwenzahn und Birkenblättern. Probieren Sie es auch mit Brennnesselwurzel-Tee. Dazu übergießen Sie eine Handvoll gesäuberte und zerkleinerte Brennnesselwurzeln mit 500 Millilitern Wasser, lassen dies 10 Minuten köcheln und seihen es dann ab. Trinken Sie diesen Tee über den Tag verteilt. Brennnesselwurzeln wirken besonders harnsäuretreibend.

Hilfreich bei Gicht ist auch ein Brennnessel-Vollbad. Dazu brüht man 200 Gramm Brennnesselblätter mit etwa 5 Litern heißem Wasser auf, lässt sie 10 Minuten ziehen und gießt den Tee abgeseiht dem Badewasser zu. Die Badezeit beträgt etwa 20 Minuten. Danach nicht abtrocknen, sondern in einen Bademantel gewickelt ruhen.

Grippe

Die Grippeerkrankung tritt seit der Corona-Pandemie nur noch selten auf. Wir halten Abstand zueinander und tragen medizinische Masken, um uns und andere zu schützen. Früher sind in Deutschland jedes Jahr Tausende von Menschen an der Grippe gestorben. Im Gegensatz zu einer Erkältung geht diese virale Infektion mit einem schweren Krankheitsgefühl und hohem Fieber einher. Der Betroffene fühlt sich schwach und antriebslos. Brennnesseltee oder -saft oder ein Extrakt in Kapselform kann die Symptome lindern oder, noch besser, unser Immunsystem im Vorfeld so stärken, dass es nicht zu einer Infektion kommt.

Haarwuchsprobleme, Haarausfall

Ursachen für Haarausfall können eine hormonelle Umstellung zum Beispiel nach einer Schwangerschaft sein, eine Übersäuerung des Organismus oder chronischer Stress. Zum Stressabbau empfehle ich Entspannungs- und Meditationstechniken. Gegen eine Übersäuerung helfen Azidose-Massagen. Wenn Sie Haarwuchsprobleme haben, spülen Sie die Haare nach dem Shampoonieren gründlich mit Brennnesseltee als Kräftigung für die Haare. Weitere Rezepte zur Vorbeugung und Therapie von Haarausfall finden Sie auf den Seiten 62 ff.

Es gibt ein Kraut aus dem afrikanischen Regenwald namens *Pygeum africanum*, afrikanischer Pflaumenbaum, das ein Enzym namens 5-alpha-reductase blockiert, das Testosteron in Dihydrotestosteron umwandelt, was für Haarausfall verantwortlich gemacht wird. Brennnesseln fördern diesen Mechanismus, und deshalb werden diese beiden Pflanzen oft kombiniert bei der Entwicklung von wirksamen Produkten gegen Haarausfall.[77]

Hämorrhoiden

Hämorrhoiden sind für die Betroffenen sehr unangenehm, und darüber spricht man nicht gern. Wahrscheinlich steckt zu langes Sitzen als Ursache dahinter, aber auch Bewegungsmangel, Verstopfung oder eine ungesunde Ernährung. Brennnesseln wirken mild adstringierend, und ihre Inhaltsstoffe stärken die Gefäße und halten sie elastisch, was sowohl für Arterien als auch für Venen zutrifft. Sie können auch einen Tampon, getränkt in starkem Brennnesseltee, in den After einführen. Innerlich hilft Brennnesseltee oder -saft, äußerlich ein Sitzbad. Bereiten Sie einen starken Brennnesseltee zu, und gießen Sie ihn in ein Sitzbad. Alternativ können Sie auch einen Mischtee aus 3 Handvoll Brennnesselblättern, 1 Handvoll Königskerze und 1 Handvoll Rosskastanienblättern zubereiten. Diese Teemischung können Sie auch trinken.

Halsschmerzen

Wer Halsschmerzen hat, sollte mit Salbei- oder Zistrosentee gurgeln, Zistrosen-Halspastillen lutschen und viel Brennnesseltee in kleinen Schlucken trinken. Brennnesseltee enthält ebenfalls viele Stoffe, die Viren und Bakterien in Schach halten. Es ist wichtig, mit dieser Therapie gleich zu Beginn des Auftretens von Symptomen zu beginnen. Ich habe im Koffer immer einen Tauchsieder dabei, damit ich auch auf meinen vielen Reisen im Hotel einen Brennnesseltee zubereiten kann.

Harnverhalt

Bei Harnverhalt empfiehlt sich Brennnesseltee oder -saft, weil die Brennnessel harntreibend wirkt.

Hautprobleme

Bei Hautleiden hilft Brennnesselwurzeltee, Tee aus Blättern oder ein Mischtee aus Brennnesselblättern, Melisse und Salbei. Dieser Tee lindert auch den Juckreiz. Hilfreich ist auch ein Brennnesselbad. Hierfür brauchen Sie 3 Handvoll frische oder getrocknete Brennnesselblätter, die Sie mit 3 Litern Wasser übergießen und 20 Minuten köcheln lassen. Dann ins Badewasser abseihen. Als Entschlackungssaft trinken Sie über 4 Wochen lang 3-mal täglich ein Glas aus einer Mischung aus 100 Millilitern Karottensaft, 100 Millilitern Gurkensaft und 3 Esslöffeln Brennnesselsaft. Rezepte für Hautpflegemittel finden Sie auf den Seiten 55 ff.

Heuschnupfen

Heuschnupfen plagt immer mehr Menschen, weil sich durch die Klimaerwärmung die Vegetations- und Blütezeit von Pflanzen verlängert. Frühblüher wie Weiden blühen oft schon Ende Januar oder Anfang Februar statt Ende Februar oder Anfang März. Durch antientzündliche Stoffe in der Brennnessel können die Symptome bei vielen Betroffenen gelindert werden.

Täglich könnte man Blättertee trinken, allerdings haben sich Kapseln mit 300 Milligramm gefriergetrocknetem Blattpulver, die man 3-mal täglich einnimmt, als wirksamer erwiesen. Es ist eine gute Idee, damit einige Wochen vor der Heuschnupfensaison (vor dem Pollenflug der Pflanze, gegen die man allergisch ist) zu beginnen.

Auch Brennnesselwurzel-Tee hilft bei Heuschnupfen. Übergießen Sie 2 Esslöffel zerkleinerte Brennnessel-

Frisch gemahlenes Brennnesselpulver

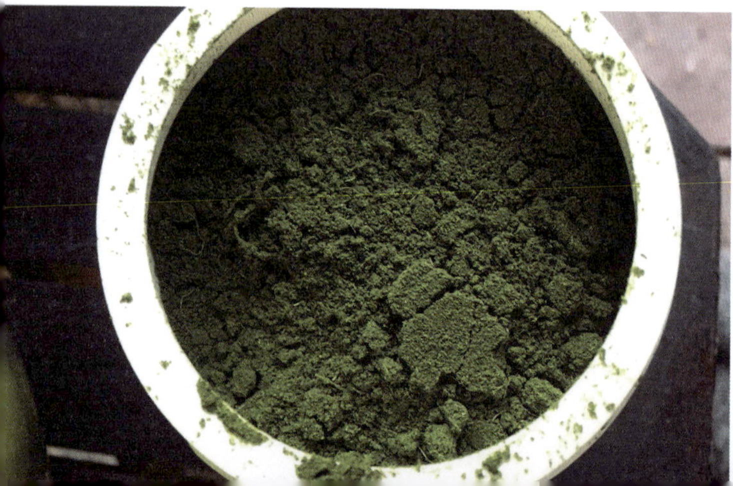

wurzel mit 500 Millilitern Wasser, lassen Sie den Tee 20 Minuten sanft köcheln, und seihen Sie ihn ab. Davon trinken Sie 3 Tassen täglich. Auch bei Hausstaub- und Tierhaarallergien können Sie es mit Brennnesseln versuchen.

Hexenschuss

Bei einem akuten Hexenschuss oder Lumbago wurde früher die Urtifikation angewandt: Man schlug die gesamte Rückenmuskulatur mit frisch gepflückten Brennnesseln. Heute verwendet man zum gleichen Zweck einen Brennnesselspiritus, den man in der Apotheke kaufen kann, zur kräftigen Einreibung der gesamten schmerzhaften Gegend.[78] Sie können eine Brennnesseltinktur natürlich auch selbst herstellen: Übergießen Sie getrocknete Blätter mit hochprozentigem Alkohol, und lassen Sie die Mischung 2 Wochen stehen. Seihen Sie sie danach ab. Die Tinktur wirkt als Hautreizmittel, weil sie noch die Nesselwirkung der frischen Pflanze besitzt.[79]

Hühneraugen

Hühneraugen sind lästig und schmerzhaft. Für die innerliche Anwendung wird Brennnesseltee getrunken. Äußerlich empfiehlt sich ein Fußbad mit einem Kaltauszug aus frischen Brennnesselblättern und -stängeln. Das Fußbad sollte mindestens 20 Minuten dauern. Maria Treben empfiehlt, das Hühnerauge mit einer

Brennnesselessenz mehrmals täglich einzureiben. Dazu gräbt man die Wurzeln der Pflanzen im Herbst oder im zeitigen Frühjahr aus, wäscht und zerkleinert sie. Dann übergießt man sie mit 40-prozentigem Kornbrandwein und lässt die Flasche mindestens 2 Wochen warm stehen.[80]

Husten

Brennnesseltee stellt ein altbewährtes Hustenmittel dar. Seit langer Zeit werden Brennnesseln zur Behandlung von Erkältungen, Keuchhusten bzw. Pertussis und Tuberkulose eingesetzt.[81] Bei Husten hilft Brennnesseltee, weil er den Auswurf fördert.

Immunsystem

Brennnesseln stärken das Immunsystem, wie etliche Studien zeigen. Die Bildung von Lymphozyten (eine Untergruppe der weißen Blutkörperchen/Leukozyten) sowie die Produktion von T-Lymphozyten, die unsere Abwehrelite darstellen, werden gefördert.[82] Verantwortlich dafür sind in erster Linie die zahlreichen Polyphenole in der Brennnessel wie Quercetin, Kaempferol und Isorhamnetin-3-Rutinosid.

Insektenstiche

Betupfen Sie die schmerzenden und juckenden Stellen mit einem in Brennnesselsaft getunkten und ausgedrückten Wattebausch. Alternativ können Sie Brennnesselspiritus verwenden: Dazu säubern und zerkleinern Sie 2 Handvoll frische Brennnesseln und übergießen sie mit 70-prozentigem Alkohol. Lassen Sie das Ganze in einem verschlossenen Schraubglas 2 Wochen lang an einem warmen Ort ziehen, und schütteln Sie das Glas alle paar Tage. Seihen Sie die Masse durch ein Filterpapier ab, und füllen Sie den Auszug in eine Flasche.

Ischias

Bei Ischias empfiehlt Maria Treben Brennnessel-Vollbäder. Brennnesselstängel und -blätter weicht man 12 Stunden lang in kaltem Wasser ein, seiht diesen Absud ab und gibt es dem Badewasser zu. Die Badedauer beträgt etwa 20 Minuten. Anschließend nicht abtrocknen, sondern eingehüllt in einen Bademantel im Bett nachschwitzen. Bei Ischiasschmerzen in Armen und Beinen streicht man mit einer frisch gepflückten Brennnessel leicht von unten nach oben 4-mal über die schmerzenden Stellen. Anschließend wird die leicht gerötete Hautpartie eingepudert.[83] Man kann auch Brennnesselextrakt aus dem Reformhaus einnehmen. Bei starken Schmerzen unbedingt einen Arzt aufsuchen: Es könnte ein Nerv eingeklemmt sein.
Wenn Sie zu den Mutigen gehören, wenden Sie die Urtifikation an. Dazu pflücken Sie einige Brennnesselstängel, und schlagen Sie sanft die schmerzenden Stellen. Hinterher einpudern. Diese Therapie wendete man schon im Alten Rom bei Ischiasbeschwerden an.[84]

Konzentrationsschwäche

Konzentrationsschwäche führt zu mangelnder Kreativität und Vergesslichkeit. Bewegung in frischer Luft kann helfen, auch Meditationstechniken wie Yoga und das authentische Reiki. Es empfiehlt sich, regelmäßig Brennnesseltee oder -saft – selbst gemacht oder aus dem Reformhaus – zu trinken, um den Vitalstoffspeicher aufzufüllen. Eine gute Idee ist es, täglich 1 bis 2 Teelöffel Brennnesselsamen einzunehmen, zum Beispiel auf dem Butterbrot, im Salat, über Reis oder Kartoffelstampf. Die Ernährung sollte vollwertig und vitalstoffreich sein, weil unser Gehirn eine »Hochleistungsmaschine« ist, die etwa 20 Prozent der Nährstoffe für sich allein benötigt.

Brennnesselöl nach einem Rezept von Hildegard von Bingen kann auch helfen: Man übergießt 2 Handvoll frische oder getrocknete Brennnesselblätter mit 200 Millilitern Oliven-, Walnuss- oder Avocadoöl. In einem gut verschließbaren Glas lässt man die Mischung an einem warmen und sonnigen Platz (etwa auf der Fensterbank oder in Heizungsnähe) eine Woche lang ziehen. Dabei immer wieder leicht schütteln, damit die Inhaltsstoffe der Brennnessel besser ins Öl übergehen. Dann durch ein Mulltuch abseihen, in ein Fläschchen abfüllen, kühl und dunkel lagern und vor Gebrauch schütteln. Das Öl trägt man regelmäßig auf Stirn und Schläfen auf.[85] Eine anregende Teemischung besteht zu gleichen Teilen aus Brennnesselblättern und Pfefferminzblättern.

Kopfläuse

Kopfläuse sind unangenehm, und die Behandlung ist langwierig. Es gibt im Handel einige Shampoos mit Nesselextrakt. Sie können aber auch Ihr eigenes Brennnesselshampoo herstellen: Mischen Sie 4 Teelöffel getrocknete Brennnesselblätter mit 500 Millilitern Wasser über Nacht. Dann gießen Sie die Flüssigkeit ab und geben ½ Teelöffel Mandelöl und 150 Gramm Castile Flüssigseife (rein pflanzlich) hinzu. Schütteln Sie die Mischung in einer Flasche gut durch, und benutzen Sie sie wie ein normales Shampoo.

Kopfschmerzen

Kopfschmerzen hängen oft mit Überforderung, Stress oder Übersäuerung zusammen. Man sollte als Stärkungs- und Entsäuerungsmittel bis zu 2 Liter Brennnesseltee täglich trinken. Bei heftigen und länger anhaltenden Kopfschmerzen bitte zur Abklärung einen Arzt aufsuchen.

Krampfadern

Krampfadern sehen nicht nur unschön aus, sondern sind neben Besenreisern die ersten Symptome einer Venenschwäche oder chronischen Veneninsuffizienz, unter der Millionen von Deutschen leiden. Erbliche Veranlagung spielt eine Rolle bei diesem Krankheitsbild, aber auch langes Sitzen und Stehen bzw. Bewegungsmangel, Verstopfung und Übergewicht. Überbrühen Sie 1 Esslöffel

Brennnesselblüten mit einer Tasse kochendem Wasser, und lassen Sie diese etwa 10 Minuten zugedeckt ziehen, dann seihen Sie sie ab. Drücken Sie ein Stofftaschentuch oder Geschirrtuch in der Flüssigkeit aus, und massieren Sie sanft die Beine von unten nach oben.

Krebs

Maria Treben empfiehlt bei allen erwähnten Krebsarten Brennnesseltee. Die Krebszelle gedeiht im sauren Milieu. Da die Brennnessel sehr mineralstoffhaltig und basenbildend ist, kann sie gut als Begleittherapie dienen. Wissenschaftliche Studien bestätigen die Anti-Krebs-Wirkung von Brennnesseln zum Beispiel bei Brustkrebs. Brennnesselextrakt unterbindet das Wachstum von Krebszellen, indem es einen Wachstumsfaktor der Krebszelle blockiert.[86]

Leberleiden

Bei einem Leberleiden trinkt man bis zu 4 Tassen Brennnesseltee pro Tag. Alternativ kann man auch einen Mischtee zu sich nehmen – aus Brennnesseln und Spitzwegerichblättern. Wissenschaftliche Studien belegen die leberschützende Wirkung von Brennnesselsamen und -blättern; sogar bestehende Leberschäden könnten ausheilen.[87] Sie können auch morgens und abends ¼ Liter Brennnesselmilch trinken. Lassen Sie 2 Esslöffel trockene oder frische Brennnesselblätter 30 Minuten in 500 Millilitern Kuh- oder Pflanzenmilch köcheln, und seihen Sie

sie ab. Bei Leberleiden sollten Sie Alkohol meiden und daher auch keinen Brennnesselextrakt auf alkoholischer Basis verwenden.

Libido, Potenz

Brennnesselsamen steigern die Vitalität von Mann und Frau. Kauen Sie 1 Teelöffel der leckeren Samen am Tag, geben Sie sie in Ihr Müsli oder in Smoothies.

Brennnesselsamen

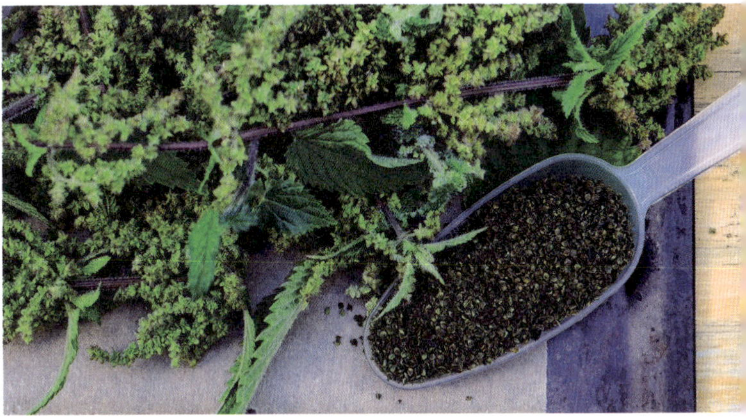

Lungenleiden

Die Brennnessel wirkt blutreinigend und hilft daher auch bei Lungenleiden. Es wird eine Teekur mit bis zu 4 Tassen täglich empfohlen. Alternativ kann man zu gleichen Teilen Brennnesseln und Spitzwegerich für einen Tee nehmen.

Magenbeschwerden

Magenbeschwerden können psychisch bedingt sein oder mit zu viel und zu fettigem Essen zusammenhängen, aber auch auf eine Magenschleimhautentzündung hinweisen. Mischen Sie getrocknete Brennnesselblätter zu gleichen Teilen mit Ringelblume oder Schafgarbe. Alle diese Kräuter wirken krampflösend. Übergießen Sie 1 Esslöffel dieser Teemischung mit 2 Tassen kochendem Wasser, und lassen Sie das Ganze 5 Minuten zugedeckt ziehen. Danach seihen Sie alles ab. Davon 3 Tassen täglich trinken. Halten Sie die Magengegend warm. Wenn Sie Sodbrennen haben, hilft ein Tee aus 4 Teilen Brennnesseln, 2 Teilen Wacholderbeeren und 1 Teil getrocknetem Wermutkraut. Probieren Sie es auch mit Brennnesselwurzeltee.

Menstruationsbeschwerden

Die Menstruation setzt immer früher ein, das Durchschnittsalter der ersten Menses bei Mädchen beträgt mittlerweile etwa zwölf Jahre. Viele Mädchen und Frauen leiden unter Menstruationsstörungen, Krämpfen und Schmerzen. Es wäre eine gute Idee, es mit Brennnesseltee oder -saft zu probieren, weil die hohe Kalzium-, Magnesium- und Kaliumkonzentration die Gebärmutter entspannen kann. Brennnesselprodukte können auch einen zu hohen Blutverlust verhindern, weil sie blutstillend wirken und eine sehr lange Menstruationsphase abkürzen. Die indigenen Frauen Amerikas

nahmen bei starker oder langer Menstruation jede Stunde 1 Teelöffel frisch gepressten Brennnesselsaft ein.[88] Auch beim prämenstruellen Syndrom hilft Brennnesseltee hervorragend – und daneben auch sanfte Bewegung, Entspannungsübungen, Meditation, Magnesium und ausreichend Wärme.
Dr. James Duke schreibt, dass bei Leberschwäche das Östrogen im Körper zu langsam abgebaut wird, wodurch ein zu hoher Spiegel entsteht, der das prämenstruelle Syndrom fördere. Er empfiehlt auch bei empfindlichen Brüsten einen Tee aus gleichen Teilen Brennnesseln und Klette.[89]

Milzleiden

In der Milz sammeln sich Parasiten, krank machende Bakterien und Zelltrümmer. Die blutreinigende Wirkung der Brennnessel unterstützt die Milz in ihrer Funktion. Schon in der Antike wurde Brennnessel bei Drüsenschwellung verwendet. Trinken Sie Brennnesseltee, und machen Sie ein Brennnessel-Gesichtsdampfbad. Dazu geben Sie 2 Esslöffel frische oder getrocknete Brennnesseln in eine große Schüssel und übergießen Sie sie mit kochend heißem Wasser. Stülpen Sie sich anschließend ein Badetuch über Ihren Kopf und die Schüssel (es sollte relativ abgeschlossen sein, damit der Dampf nicht entweichen kann), und inhalieren Sie die aufsteigenden Dämpfe durch den Mund. Diese Behandlung können Sie mehrmals am Tag wiederholen.[90]

Nagelpilz

Pilze gedeihen in einem sauren Milieu im pH-Bereich von 4 bis 6. Daher weist auch Nagelpilz auf eine Übersäuerung hin. Die Brennnessel ist sehr mineralstoffhaltig und sorgt für Balance. Sie können ein Brennnessel-Fußbad oder -Handbad machen. Erfolgreich ist auch eine Brennnesselessenz, mit der Sie den vom Pilz befallenen Nagel mehrmals täglich einstreichen (Rezept → Seite 108). Zur Unterstützung können Sie Brennnesseltee trinken. Dazu übergießen Sie 2 Handvoll Brennnesseln mit 5 Litern kaltem Wasser und lassen sie 12 Stunden ziehen. Dann mit dem Kraut erwärmen und Hände oder Füße ausgiebig darin baden.

Nasenbluten

Schon in der Antike wurden Brennnesseln aufgrund der blutstillenden Wirkung zum Stoppen von Nasenbluten verwendet. Trinken Sie Brennnesseltee, und geben Sie frisch gepressten Brennnesselsaft auf einen Wattebausch, drücken Sie ihn zusammen, und führen Sie die Tamponade in das betroffene Nasenloch ein. Die indigenen Nordamerikaner empfehlen, Brennnesselsaft mit Salz, Urin und Milch zu vermischen und in die Nase zu reiben.[91] Bei Nasenbluten bitte nicht hinlegen, sondern aufrecht hinsetzen. Sie könnten sich sonst an Ihrem Blut verschlucken, was zu Brechreiz führen kann. Hilfreich kann die Reiki-Position »Nasenbluten« sein: Sie legen eine Hand in den Nacken und die andere auf den Nasenrücken. Haben Sie öfters ohne scheinbaren Grund Nasenbluten, suchen Sie bitte einen Arzt auf; es kann Bluthochdruck oder eine Blutgerinnungsstörung dahinterstecken.

Nervenentzündungen

Bei Nervenentzündungen in Armen und Beinen empfiehlt Maria Treben, diese mit einer frisch gepflückten Brennnessel ganz vorsichtig einzustreichen.[92] Sie brauchen jetzt Wärme und Ruhe; es kann hilfreich sein, für einige Zeit Ihre Ernährung auf Rohkost umzustellen. Äußerlich können Sie es auch mit Brennnesselspiritus versuchen (→ Rezept, Seite 107). Bei einem Schmerzanfall reiben Sie die betroffene Stelle damit ein.

Nesselstiche

Es gilt nicht nur in der Homöopathie: Gleiches mit Gleichem heilen. Wer sich an Brennnesseln gestochen hat, betupft die Stellen am besten mit einer Handvoll frischer Brennnesselblätter, die man ausdrückt – bitte dabei Handschuhe anziehen! Man kann auch frische Brennnesselblätter entsaften, einen Wattebausch in den Saft tunken und ihn auf die Pusteln drücken. Alternativ helfen Pferdeampfer oder Springkraut, die Sie auf die betroffenen Stellen ausdrücken.

Nesselsucht (Urtikaria)

Es handelt sich bei diesem Krankheitsbild um rötliche Hauterhebungen mit einem hellen Zentrum. Trinken

Sie Brennnesseltee aus Blättern oder Wurzeln. Nehmen Sie die homöopathische Urtica-Tinktur ein, 5 bis 10 Tropfen alle drei Stunden. Außerdem kann ein Brennnesselbad helfen. Übergießen Sie dazu 2 Handvoll getrocknete Brennnesselblätter mit 1 Liter Wasser, lassen Sie dies 20 Minuten köcheln und seihen Sie alles ins Badewasser ab.

Neuralgie

Schmerzen in Nervenverbindungen können durch eine Verletzung entstanden sein oder andere Ursachen haben wie zum Beispiel ein vereiterter Zahn. Serotonin und Histamin in der Brennnessel blockieren die Übertragung zum und den Empfang von Schmerzsignalen vom Gehirn und können daher effektiv die Schmerzen einer Neuralgie lindern. Betupfen Sie die betroffenen Stellen zart mit frischem Brennnesselsaft (ausdrücken), → auch »Trigeminusneuralgie« Seite 126.

Nierenprobleme

Prophylaktisch hilft Brennnesseltee, die Bildung von Nierengrieß und Nierensteinen zu verhindern. Hat man erst einmal Nierensteine, können diese innere Blutungen verursachen. Brennnesseltee kann helfen, diese Blutungen zu reduzieren. Nierensteine bestehen aus bestimmten Mineralstoffen, die Ursachen können Bewegungsmangel und eine schlechte Ernährung sein. Auch bei einer Nierenentzündung helfen Brennnesseltee und zusätzlich die Brennnesseltinktur. Dazu übergießen Sie 2 Handvoll frische Brennnesseln mit 250 Millilitern Korn oder Wodka, und lagern Sie das Gefäß an einem warmen Ort, wobei Sie es ab und zu leicht schütteln. Nach 2 Wochen durch Kaffeefilterpapier abseihen und in eine Flasche füllen. Täglich 2-mal einige Tropfen in etwas Flüssigkeit einnehmen. Als Nieren-Blasen-Kur können Sie 3-mal täglich 1 Esslöffel Brennnessel- und Löwenzahnsaft einnehmen und zusätzlich reichlich Apfel-Sellerie-Saft trinken.[93] Halten Sie Ihre Nieren warm zum Beispiel mit Angora-Unterwäsche oder einer Wärmflasche.

Ödeme

Hierbei handelt es sich um Schwellungen, die sich eindrücken lassen, geschwollene Knöchel und Beine sowie ein aufgedunsenes Gesicht. Trinken Sie einen Entwässerungstee zu gleichen Teilen aus Brennnesseln, Ringelblumenblüten, Hagebuttenschalen und Birkenblättern. Übergießen Sie 5 Teelöffel dieser Mischung mit 1 Liter kochendem Wasser, und lassen Sie den Tee 10 Minuten ziehen. Trinken Sie davon 6 Wochen lang täglich mehrere Tassen.

Osteoporose

Die Brennnesselsamen enthalten Stoffe, die ähnlich wie Östrogen im Körper wirken und Kalzium besser in die Knochen einlagern. Streuen Sie täglich 1 bis 2 Teelöffel

Brennnesselsamen über Müsli, aufs Butterbrot oder über den Salat. Essen Sie kalziumreiche Kost wie Karotten und Nüsse, und bewegen Sie sich ausreichend. Auch Krafttraining ist hilfreich, weil durch Muskelreize Kalzium besser in die Knochen eingelagert wird.

Pickel

Machen Sie eine Brennnesselkur (→ Seite 93), und tupfen Sie morgens und abends die betroffenen Stellen mit abgekühltem Brennnesseltee oder Saft ab. Weitere Rezepte finden Sie auf den Seiten 59 f.

Prostatavergrößerung (→ auch Seite 36 ff.)

Unter einer vergrößerten Prostata leiden etwa 80 Prozent der Männer über 70, und bei etwa 40 Prozent von ihnen stellen sich früher oder später Symptome einer Harnflussbehinderung ein. Brennnesselwurzeln helfen im ersten Stadium, wenn es zu Restharn und nächtlichem Urinieren kommt. Brennnesselwurzeln verlangsamen das Wachstum der Prostatazellen, wirken Prostatakrebs entgegen und reduzieren die Neigung zu Entzündungen.[94] Die wöchentliche Urinmenge nahm zu und auch der Testosteronwert im Blut.[95] Brennnesselwurzel wird als einer der effektiven Mittel betrachtet bei einer gutartigen Vergrößerung der Prostata.[96] Studien, in denen Männer mit einer gutartig vergrößerten Prostata ein Produkt aus der Brennnesselwurzel bekamen, ergaben, dass das Prostatawachstum gestoppt werden

konnte und die Prostata sich manchmal sogar verkleinerte. Auch die Menge an Restharn verringerte sich sowie die Häufigkeit des Wasserlassens und die nächtlichen Toilettengänge.[97] Man sollte etwa 250 Milligramm eines Brennnesselwurzel-Pulvers täglich einnehmen. Auch ein Brennnesselextrakt aus der Apotheke oder aus dem Reformhaus kann helfen. Man kann sich selbst einen Wurzeltee herstellen, indem man Wasser zum Kochen bringt und 1 Teelöffel Brennnesselwurzel-Pulver darin ziehen lässt und abseiht. Von diesem Tee werden 3 Tassen täglich empfohlen.[98] Ein weiteres Rezept bei Prostataentzündungen finden Sie in diesem Kapitel unter »Blasenentzündung«, → Seite 89 f. Neben Brennnesselsamen haben sich bei Prostatabeschwerden auch Kürbissamen und Sägepalmenfrüchte bewährt.
Es gibt Fertigpräparate gegen eine gutartige Vergrößerung der Prostata auf Brennnesselbasis, lassen Sie sich von Ihrem Arzt oder Apotheker beraten.

Rheuma

Unter »Rheuma« (dem sogenannten rheumatischen Formenkreis) versteht man Krankheiten des Bewegungsapparates, die Schmerzen verursachen und die Beweglichkeit einschränken.
Darunter zählen zum Beispiel Ischias, Hexenschuss, Muskelverspannungen und Entzündungen in den Gelenken, die zu einer Deformierung führen können. Bei Rheuma hilft die Urtifikation, das Schlagen des betroffe-

nen Gelenks mit Brennnesselruten. Wolf-Dieter Storl hat diese Methode erfolgreich bei sich angewendet. Beim Radfahren im eisig kalten Regen bekam er ein schmerzendes, steifes Knie. Das Gelenk wurde knallrot und schwoll an, Blut und Lymphe gerieten in Wallung. »Eine einzige Behandlung genügte, um mich von dem Rheumaanfall zu befreien.«[99]
Nach der Naturheilkunde bringt Blutzufuhr Heilung. Ich empfehle, zusätzlich Brennnesselsaft und -tee zu trinken, weil beides den Körper mineralisiert und wieder das Säure-Basen-Gleichgewicht normalisiert.
Auch eine Teemischung zu gleichen Teilen aus Brennnesseln, Schafgarbe und Birkenblättern ist bei Rheuma empfehlenswert; man trinkt davon 3 Tassen täglich.
Rheuma gehört wie Gicht zu den so genannten »Säurekrankheiten«. Man könnte es mit einer Woche strenger Rohkostdiät versuchen. Maria Treben empfiehlt bei Rheuma ein Brennnessel-Vollbad (→ »Gicht«, Seite 100 ff.).

Schlaflosigkeit

Schlaflosigkeit ist ein ernst zu nehmendes Gesundheitsproblem, weil wir uns im Schlaf regenerieren und das Immunsystem stärken. Für unsere körperliche und seelische Gesundheit ist ausreichend Schlaf sehr wichtig. Ein Kräuterkissen aus getrockneten Brennnesselblättern hat sich bei Schlaflosigkeit bewährt. Getrocknete Brennnesselblätter werden zwischen den Händen zerrieben und in einen kleinen Kissenbezug gefüllt; dieser wird zugenäht. Wer will, kann 1 Handvoll getrocknete Lavendelblüten oder Zitronenmelisseblätter zerreiben und zu den Brennnesselblättern ins Kissen geben.

Schuppenflechte (Psoriasis)

Man nimmt an, dass hinter Schuppenflechte eine Stoffwechselerkrankung steckt. Meistens sind schon junge Menschen betroffen. Bei der Schuppenflechte, unter der etwa 2 Prozent der Bevölkerung Westeuropas leiden, wird die Oberhaut zu schnell neu gebildet und schuppt ab. Dadurch entstehen auf der Haut rötliche Herde, die teilweise jucken und mit silbrigen Schuppen bedeckt sind. Unter den Schuppen liegt ein feines Häutchen. Kratzt man dies ab, treten punktförmige Blutungen auf. Besonders betroffene Hautstellen sind Knie und Ellenbogen sowie die behaarte Kopfhaut.
Empfehlenswert ist es, täglich Brennnesselextrakt aus dem Reformhaus einzunehmen und alternativ 3-mal täglich 1 Esslöffel Brennnessel-Frischsaft. Auch ein selbst hergestellter Powerdrink aus getrockneten und gemahlenen Brennnesselblättern, mit Wasser angerührt, kann helfen. Außerdem trinkt man täglich etwa 3 Tassen Brennnesseltee. Auch ein Brennnesselbad ist hilfreich. Dazu übergießt man 3 Handvoll frische oder getrocknete Brennnesselblätter mit 3 Litern Wasser, lässt das Ganze 20 Minuten köcheln und seiht die Mischung ins Badewasser ab.

INFO

BRENNNESSEL IN DER SCHWANGERSCHAFT UND DANACH

Die Schwangerschaft ist eine Zeit der Herausforderung. Eine vitalstoffreiche Ernährung sollte im Vordergrund stehen, damit sowohl das Ungeborene als auch die Mutter nicht zu kurz kommen. Aufgrund ihrer Nährstoffdichte stellt die Brennnessel für Schwangere eine Art von Multivitamin- und Multi-Mineralstoff-Präparat dar. Gleichzeitig tonisiert Brennnesselsaft oder -tee die Gebärmutter. Außerdem stärken Brennnesselprodukte die Funktion der Nieren, die gegen Ende der Schwangerschaft 150 Prozent der normalen Blutmenge reinigen müssen. Es ist eine gute Idee, täglich eisenreichen Brennnesseltee zu trinken, da das Eisen aus der Brennnessel besonders gut bioverfügbar ist. Ich empfehle außerdem, jeden Tag einen Powerdrink aus getrockneten und gemahlenen Blättern und Samen zu genießen, den man einfach mit Wasser anrührt.

Wer auch während der Stillzeit Brennnesselsaft und -tee trinkt, fördert den Milchfluss und reichert seine Muttermilch mit gesunden Stoffen wie Omega-3-Fettsäuren an, die dem Kind zugutekommen.

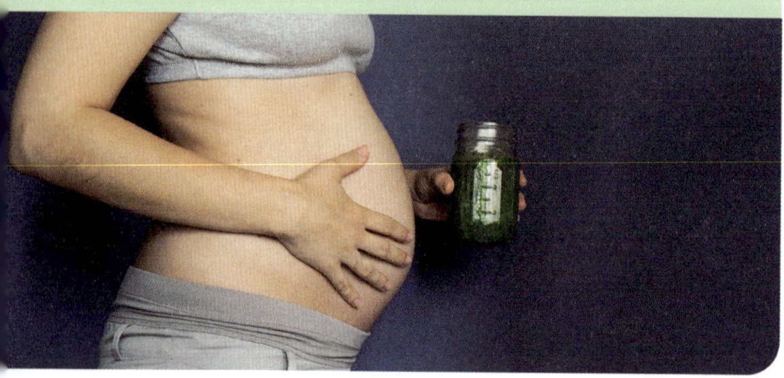

Stimmung

Ein Tee aus 50 Gramm Brennnesselkraut, 50 Gramm Zitronenmelisse und 50 Gramm Johanniskraut wirkt stimmungsaufhellend, blutdruckregulierend und nervenstärkend. Brühen Sie 2 Teelöffel der Kräutermischung mit 500 Millilitern kochendem Wasser auf, lassen Sie das Ganze etwa 8 Minuten ziehen, und seihen Sie die Mischung ab.

Stress

Unser modernes Leben ist für viele stressig. Hier hilft 1 Teelöffel Brennnesselsamen oder 1 Tasse Brennnessel-Blättertee. Die wertvollen Fettsäuren in den Brennnesselsamen helfen, die Adrenalindrüsen zu entlasten, sodass sie nicht übersensibel, d. h. auf jeden kleinen Stressfaktor mit einem immensen Ausstoß von Stresshormonen reagieren.[100] Man kann die Samen über den Salat oder das Müsli streuen.
Hier ein Rezept für ein »Anti-Stress-Tonikum«: Nehmen Sie 1 Esslöffel frische Brennnesselblätter, die gleiche Menge Zitronenmelisse und Basilikum und 1 Teelöffel Johanneskraut. Stehen Ihnen nur getrocknete Blätter zur Verfügung, halbieren Sie die Menge. Wenn Sie Medikamente nehmen, lassen Sie das Johanniskraut weg, weil es die Leberentgiftung fördert und Medikamente nicht so lange wirken wie sonst. Mit 500 Millilitern Wasser übergießen und das Gefäß gut verschließen. Über Nacht oder mindestens 4 Stunden ziehen lassen.

Am Morgen die Kräuter gut ausdrücken und das Tonikum über den Tag verteilt trinken.

Trigeminusneuralgie

Bei einer Trigeminusneuralgie empfiehlt Maria Treben Brennnesselwaschungen. Das Gesicht sollte mit abgekühltem Brennnesseltee gespült werden. Danach legt man einen kleinen Leinenbeutel mit klein geschnittenem Bärlapp auf. Zwischendurch reibt man das Gesicht mit Ringelblumensalbe ein.[101]

Unterleibsblutungen

Schon in der Antike wurden Brennnesseln genutzt, um Unterleibsblutungen, etwa nach einer Geburt, zum Stillstand zu bringen. Auch die Anwendung bei zu heftigen Menstruationsblutungen (Hypermenorrhoe) ist seit Tausenden von Jahren bekannt. Kräuterkundige empfehlen, jede Stunde 1 Teelöffel frischen Brennnesselsaft zu trinken, bis die Blutung aufhört.

Vaginalpilz

Bei einer Infektion mit einem Vaginalpilz empfiehlt es sich, Brennnesselsaft oder -tee zu trinken und ein Brennnessel-Sitz- oder -Vollbad zu nehmen. Dazu kochen Sie sich einen starken Tee aus Brennnesselblättern, frisch oder getrocknet, und geben ihn dem Badewasser zu. Etwa 20 Minuten sitzen oder liegen bleiben und nur trocken tupfen, nicht abduschen.

Verbrennungen

Bei Verbrennungen kann Brennnessel helfen, die Symptome zu lindern. Man kühlt die betroffene Stelle und deckt die Umgebung mit kaltem Brennnesseltee ab. Brennnesseln entwässern das Gewebe und helfen damit, die Schwellung zu reduzieren. Gleichzeitig ist es gut, Brennnesseltee oder -saft zu trinken.

Verdauungsorgane

Brennnesseltee tonisiert die Leber und Galle und kann unterstützend bei Entzündungen der Galle, des Magens oder bei Darmgeschwüren getrunken werden.

Verschleimung

Sind die Atmungsorgane oder der Magen verschleimt, hilft eine Brennnesselteekur, → Seite 93.

Verstopfung

Verstopfung oder eine schlechte Verdauungsleistung kommt häufig vor, besonders bei älteren Menschen. Frauen sind eher betroffen als Männer. Ein Mangel an Bewegung, eine schlaffe Bauchmuskulatur, eine ballaststoffarme Ernährung und zu wenig Flüssigkeit können zu den Ursachen gehören. Abführmittel können zur Gewöhnung führen und die Darmflora angreifen. Brennnesseln sind wegen ihrer Ballaststoffe und ihres hohen Vitamin-C-Gehalts eine gute Möglichkeit, die Verdauung anzuregen. Man gibt Brennnesseln in die Gemüsesuppe oder trinkt Brennnesseltee etwa 30 Minuten vor dem Frühstück. Auch eine Teemischung aus gleichen Teilen Brennnesselblättern, Schafgarbe und Walnussblättern hilft bei Verstopfung. Ein Gründrink aus eigener Herstellung – Brennnesselpulver mit flohsamenhaltigem Daily BioBasics – fördert ebenfalls die Verdauung. Die Herstellung bzw. Bezugsquelle finden Sie unter dem Kapitel »Säfte und Smoothies«, Seite 131 ff. Ich habe beides auch immer auf Reisen dabei, weil Verstopfung dann häufiger auftritt.

Viruserkrankungen

Etliche wissenschaftliche Studien belegen die antiviralen Eigenschaften der Brennnessel zum Beispiel gegen HI-Viren.[102] Bei HIV-Patienten wurde auch beobachtet, dass Brennnessel die Sensitivität von Medikamenten erhöht und es nicht zu Gewöhnungseffekten kommt.[103]

Getrocknete Blätter auch für den Tee

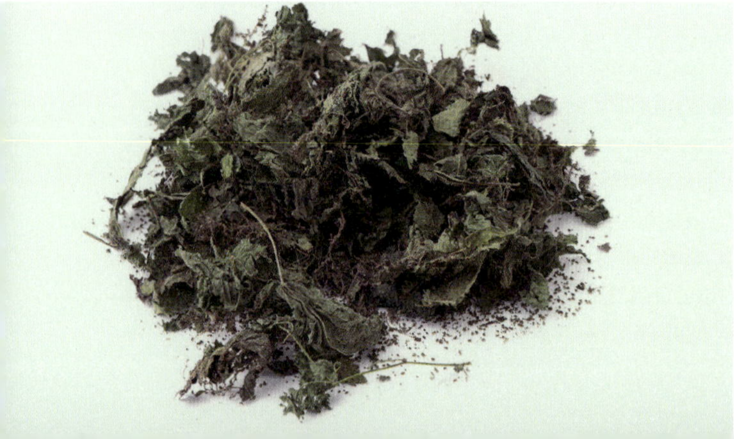

Empfehlenswert wegen der antiviralen Eigenschaften ist ein Tee aus Brennnesseln, Ringelblumen und Artemisiablättern. Täglich, gern gesüßt, bis zu 4 Tassen Tee trinken. Alternativ kann auch Brennnessel-Blattpulver mit Wasser aufgegossen und getrunken werden – oder Brennnessel-Frischsaft.

Wechseljahresbeschwerden

Die Zeit der hormonellen Umstellung kann Sie mit Symptomen wie Antriebsschwäche, Stimmungsschwankungen, Schlafstörungen, Depressionen oder Hitzewallungen konfrontieren. Trinken Sie einen Tee zu gleichen Teilen aus Brennnesselkraut, Brennnesselsamen und Salbeiblättern. Leiden Sie unter Depressionen, können Sie auch Johanniskraut und Zitronenmelisse dazugeben. Trinken Sie 4 Wochen lang täglich 3 Tassen von diesem Tee. Auch Brennnesselsamen allein können Hormonschwankungen ausgleichen. Zusätzlich können Sie eine Entschlackungskur mit Brennnesseltee oder -saft machen.

Wundheilung

Schon die Ärzte der Antike, Hippokrates und Dioscurides, empfahlen frischen Brennnesselsaft als Wundheilungsmittel. Der hohe Gehalt an Vitamin K und die adstringierende Wirkung helfen, Blutungen zu stoppen, ob äußerlich angewendet oder als Saft getrunken oder am besten beides. Die Gerbstoffe in der Brennnessel wirken reizmildernd und schmerzlindernd. Legen Sie einen Wundumschlag mit Brennnesseltee an. Manche streuen auch Brennnesselpulver direkt auf die Wunde und decken sie danach ab. In der russischen Volksmedizin rollt man Brennnesselblätter auf und drückt sie ins betroffene Nasenloch hinein, um Nasenbluten zu stoppen.[104] Bei leichten Verbrennungen ist eine Brennnesseltinktur wirksam. Säubern Sie 2 Handvoll Brennnesseln, und zerkleinern Sie sie. Geben Sie die Pflanzenteile in ein gut verschließbares Glas, und übergießen Sie sie mit 200 Millilitern 70-prozentigem Alkohol. Lassen Sie die Mischung 2 Wochen lang an einem warmen Ort ziehen, und schütteln Sie das Glas alle paar Tage leicht. Danach seihen Sie alles durch einen Kaffeefilter ab und füllen die Flüssigkeit in eine Flasche. Wringen Sie eine Mullkompresse in kaltem Wasser aus, tröpfeln Sie etwas von der Tinktur darauf, und legen Sie das Tuch auf die schmerzende Stelle. Verletzungen und Verbrennungen kann man sich immer mal zuziehen. Es ist daher nützlich, eine solche Brennnesseltinktur in seiner Hausapotheke zu haben.

Kreative Brennnesselrezepte

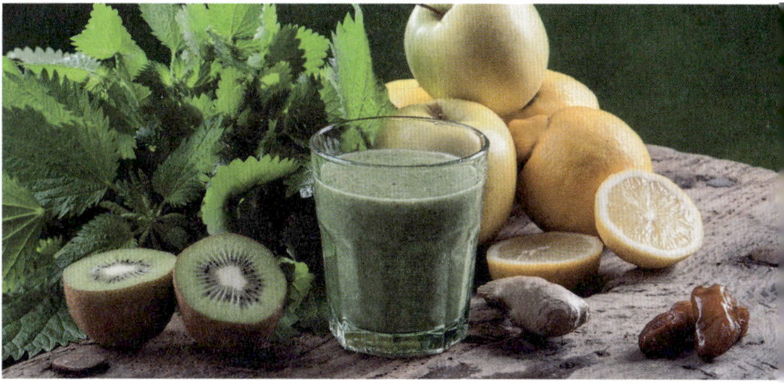

Säfte, Smoothies, Gründrinks

Grüne Smoothies sind »in« und mit Wildkräutern wie Brennnesselblättern ein Powerdrink. Allerdings sollte man sie schluckweise trinken und gut einspeicheln, um die Kohlenhydrate im Mund vorzuverdauen. Für grüne Smoothies hat sich ein Power-Mixer bewährt. Säfte enthalten keine Ballaststoffe und sind daher leichter verdaulich. Wer keinen Power-Mixer oder Power-Entsafter hat, sollte Wildkräuter klein schneiden, weil das Schneidemesser von normalen Mixern leicht mit den vielen Faserstoffen überfordert ist.

Grüner Power-Drink

Ich habe Brennnesseln samt Samen bei Rohkosttemperatur von 38 Grad getrocknet und in großen Einmachgläsern in Packpapiertüten dunkel gelagert. Nach Bedarf pulverisiere ich den Inhalt eines Glases in einer Kaffeemühle. Daraus bereite ich mir mindestens zwei Drinks täglich, indem ich 1 gehäuften Teelöffel mit Wasser übergieße und gut umrühre. Das grüne Pulver streue ich auch übers Müsli und über Salate und habe es auch auf Reisen immer dabei.

Grüner Traum

2 Handvoll frische und junge Brennnesselblätter, 2 entkernte Äpfel, 1 Tasse eingeweichte Wildaprikosen mit Einweichwasser und 4 Medjool-Datteln mit 1 großen Glas Wasser im Mixer verflüssigen und mit 1 Blatt Pfefferminze oder Zitronenmelisse dekorieren. Ergibt 2 große Gläser und hält sich im Kühlschrank einige Stunden.

Zitronenmelisse-Power-Drink

2 Handvoll Zitronenmelisse, 2 Handvoll Brennnesselblätter, 1 Banane, 3 Datteln und 6 Erdbeeren – frisch oder tiefgefroren – mit ¼ Liter Wasser in einen Mixer geben und homogenisieren. Der Smoothie hält sich in einer Thermoskanne im Kühlschrank mindestens 10 Stunden frisch.

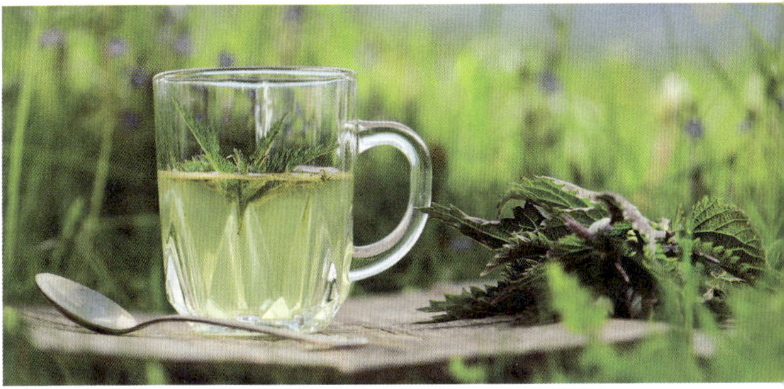

Tees

Tee-Basisrezept

Das Rezept ist ganz einfach. Man nimmt 1 Handvoll frische junge Brennnesselblätter oder 1 gehäuften Esslöffel getrocknete Blätter, übergießt sie mit 1 Liter kochendem Wasser und lässt alles zugedeckt 8 bis 10 Minuten ziehen. In dieser Zeit haben die wertvollen Polyphenole genug Zeit, ins Kochwasser zu wandern. Dann seiht man die Blätter ab und genießt den Tee pur oder gesüßt, zum Beispiel mit Ahornsirup.

Brennnessel mit Zitronenmelisse

Dieser Tee schmeckt leicht zitronig. Man nimmt zu gleichen Teilen Brennnesseln und Zitronenmelisse, frisch oder getrocknet, und bereitet den Tee wie oben beschrieben zu.

Brennnessel-Eistee

(Rezept von Jana Ellmer, Kontakt → Seite 143)
Brennnessel-Eistee ist eine leckere Variante für den Sommer, die sogar Kindern schmeckt. Der Tee ist nicht nur erfrischend, sondern schenkt gleichzeitig viel Kraft, spült durch und reinigt. Man braucht 20 Gramm frische Brennnesselblätter, 2 Esslöffel Honig, ¼ Liter Apfelsaft, 1 Liter kochendes Wasser und noch frische Kräuter und Blüten aus dem Garten oder vom Balkon wie Melisse, Giersch oder Gänseblümchen. Die frischen Brennnesselblätter mit 1 Liter kochendem Wasser übergießen und 5 Minuten ziehen lassen. Den Tee abkühlen lassen und die restlichen Zutaten dazugeben und unterrühren. Kalt stellen.

INFO

BIER AUF BRENNNESSELBASIS

Man kocht 2 Kilogramm Brennnesselspitzen mit 4 klein geschnittenen Zitronen in 9 Litern Wasser ungefähr 20 Minuten lang. Dann abseihen und 1 Kilogramm braunen Zucker und 25 Gramm Weinsteinpulver hinzugeben. Wenn die Mischung abgekühlt ist, 1 Teelöffel Trockenhefe zugeben. Dann das Ganze in ein Fermentationsgefäß füllen und fest verschließen. Den Fermentationsbehälter an einem warmen Ort 3 Tage stehen lassen, danach einige Tage an einem kühlen Ort. Anschließend filtert man das Ganze und füllt es in sterile Flaschen ab, die mit Korken versehen und kühl und dunkel gelagert werden. Das Bier ist nach einer Woche fertig, und man sollte nach der Flaschenabfüllung nicht zu lange mit dem Trinken warten.[105]

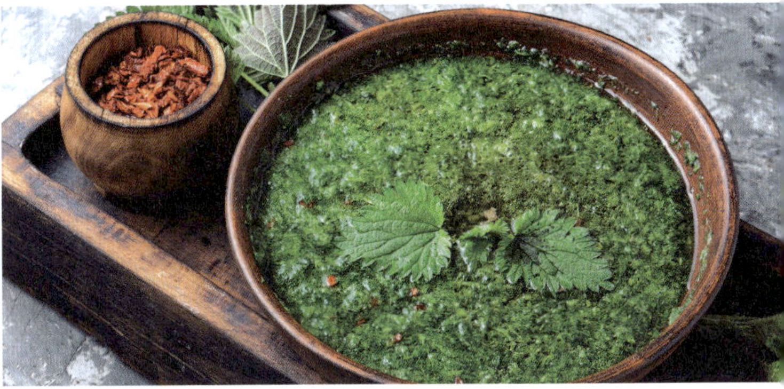

Suppen und Beilagen

Brennnesselblätter und -samen können einen festen Platz in Ihrer Gesundheits- und Gourmetküche einnehmen. Sie sind voller gesunder Inhaltsstoffe wie Eiweiß und Mineralstoffe und leicht verwertbares Eisen. Beim Kochen wird zwar ein Teil der Vitamine deaktiviert, aber die Mineralstoffe und Spurenelemente bleiben intakt.

Brennnessel-»Spinat«

Nach dem Waschen gibt man die Blätter (Menge nach Wunsch) mit wenig Wasser in eine Pfanne, deckt sie mit dem Pfannendeckel ab und lässt sie etwa 4 Minuten köcheln. Dann schmeckt man mit Salz und Pfeffer und vielleicht etwas geriebener Muskatnuss ab und lässt das Ganze noch etwa 4 Minuten dünsten, während man rührt. Dann gibt man etwa 1 Esslöffel Olivenöl drüber. Dazu passen zum Beispiel Pellkartoffeln und Kräuterquark. Wenn Sie gerade keine frischen Brennnesselblätter zur Hand haben, können Sie auch tiefgefrorene nehmen. Diese gibt es aber (noch?) nicht im Handel, daher ist Selbermachen angesagt. Gewaschene Blätter frieren Sie einfach portionsweise in Gefrierbeuteln ein. Für die folgenden Gerichte können Sie, wenn Sie keine tiefgefrorenen Blätter haben, auch getrocknete verwenden, die Sie ein paar Minuten in Wasser einweichen.

Brennnessel-Eier-Suppe

Schwitzen Sie fein gehackte Zwiebeln in Kokosöl an, und löschen Sie sie mit Gemüsebouillon ab. Dann geben Sie fein gehackte junge Brennnesseltriebe und -blätter – etwa 1 Tasse pro Teller Suppe – hinzu, und lassen das Ganze kurz aufwallen. Zum Schluss rühren Sie 1 Ei oder veganen Ei-Ersatz hinein sowie etwas Pflanzenbutter und Sojasoße.

Brennnessel-Gemüse-Suppe

Diese Brennnesselsuppe ist so nahrhaft, dass sie auch als alleinige Mahlzeit satt macht. Kochen Sie die gewaschenen Blätter etwa 10 Minuten lang in Wasser. Sie können jedes Gemüse hinzufügen, das Sie normalerweise in selbst gemachte Suppen geben: Zwiebeln, Kartoffelstücke, Sellerie, Porree, Zucchini oder Kohlrabi. Um die Suppe anzudicken, nehmen Sie Kartoffelpüree aus der Tüte, zum Würzen Salz und Pfeffer und Gewürze/Kräuter je nach Geschmack.

Brennnessel-Lauch-Suppe

Waschen und schneiden Sie 5 Stangen Lauch in grobe Stücke, und dünsten Sie sie in Kokosöl an. Löschen Sie mit 1 Liter Mandelmilch ab, und kochen Sie den Lauch unter ständigem Rühren weich. Danach geben Sie 4 Tassen fein gehackte Brennnesseln dazu, etwas Salz und Pfeffer und 3 Esslöffel gekochte Dinkelflocken. Aufkochen lassen und heiß servieren!

Brennnessel-Suppe »quick fix«

Diese Suppe ist sehr schnell zubereitet. Sie lassen einfach Wasser heiß werden und etwas abkühlen, geben 1 gehäuften Teelöffel Miso-Paste und Brennnessel-Blattpulver in einen Becher, gießen das Wasser darüber und rühren gut um. Guten Appetit!

Brennnessel-Tempura

Gewaschene Brennnesselblätter in Pfannkuchenteig tauchen, in heißem Kokosöl frittieren und mit Sojasoße servieren.

Süßkartoffel-Brennnessel-Stampf

Süßkartoffeln mit Schale etwa 25 Minuten dünsten. Abgießen und schälen. Mit dem Kartoffelstampfer zerdrücken. 2 Teelöffel Brennnesselpulver, Salz und Pfeffer nach Geschmack dazugeben und mit dem Schneebesen kräftig durchrühren. Mit Petersilie garnieren.

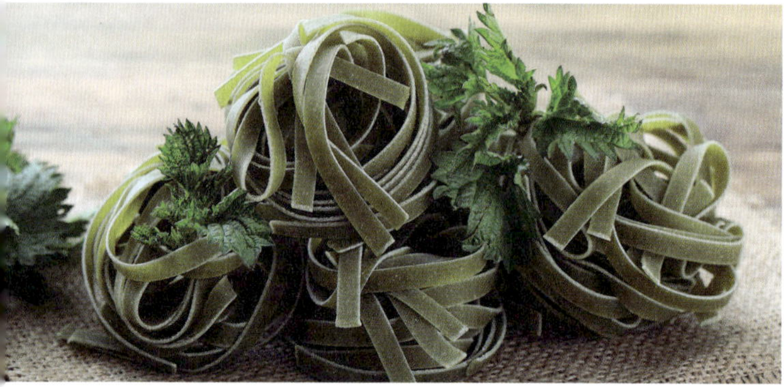

Hauptgerichte

Brennnessel-Nudeln

Ähnlich wie bei Spinatpasta kann man auch mit Brennnesseln einen magisch-grünen, sehr feinen Nudelteig herstellen. Waschen Sie 100 Gramm Brennnesselspitzen und junge Blätter, köcheln Sie sie einige Minuten lang, und pürieren Sie sie mit 1 Teelöffel Olivenöl. Mischen Sie das Püree mit 2 geschlagenen Eiern oder der gleichen Menge Ei-Ersatz. Zu dieser Mischung fügen Sie 500 Gramm Mehl hinzu. Mischen Sie das Ganze gut durch, und kneten Sie diesen Teig ein paar Minuten. Teilen Sie ihn in 4 gleich große Kugeln. Lassen Sie den Teig im Kühlschrank mindestens 30 Minuten oder länger ruhen.

Wenn es für Sie zeitlich passt, rollen Sie jedes Teigstück etwa 1 Zentimeter dick aus und drücken das Ganze mehrfach durch eine Pastamaschine, wie Sie es auch für jeden anderen Nudelteig machen würden. Wenn der ganze Teig verarbeitet ist und Sie sich für eine bestimmte Nudelform und -größe entschieden haben, lassen Sie den Teig in Salzwasser für einige Minuten kochen, und servieren Sie die frische Pasta mit einer Soße Ihrer Wahl. Haben Sie keine eigene Pastamaschine zu Hause, rollen Sie den Teig einfach auf einem bemehlten Brett sehr dünn aus und schneiden ihn in Streifen, Rauten oder andere Formen.

Nessel-Pesto

Hierfür braucht man 1 große Löwenzahnpflanze – auch die Knospen und Blüten schmecken lecker! –, 2 große Handvoll frischer Brennnesselblätter, 1 Handvoll Vogelmiereblätter, 60 Gramm Paranüsse oder Makadamianüsse (ohne Salz und ungeröstet), 120 Gramm geriebenen Parmesan (gern vegan) und etwa 120 Milliliter kalt gepresstes Olivenöl.
Waschen Sie die Wildkräuter, und lassen Sie sie etwa 1 Minute köcheln. Die Kräuter unter dem Wasserhahn abduschen. Geben Sie die Kräuter zusammen mit dem Käse und den Nüssen in den Mixer. Fangen Sie an zu mixen, und geben Sie nur so viel Olivenöl dazu, dass der Mixer sich drehen kann. Wenn die Konsistenz cremig ist, ist das Pesto fertig. In eine Dose mit Deckel oder in ein Marmeladenglas füllen und im Kühlschrank aufbewahren.

Pikanter Brennnessel-Kuchen

Dieser Kuchen wurde häufig während des Zweiten Weltkriegs und danach zubereitet, als andere Nahrungsmittel knapp waren. Meine Mutter hat mir davon erzählt. Kochen Sie einige Handvoll gewaschene Brennnesselblätter einige Minuten lang in wenig Wasser. Legen Sie ein feuerfestes Gefäß etwa 2 Zentimeter hoch mit Brotkrumen oder zerschnittenem altem Brot aus. Fügen Sie dann die Brennnesseln hinzu und darüber eine Schicht klein gehackte Zwiebeln, auch etwa 2 Zentimeter hoch. Darüber kommt eine ebenso dicke Schicht eingeweichter Linsen oder Bohnen. Dann gibt man mindestens ¼ Liter gesalzene Flüssigkeit hinzu oder das mineralstoffreiche und leicht gesalzene Kochwasser der Nesseln. Darüber kann man veganen Reibekäse oder geraspelten Parmesan streuen. Im vorgeheizten Ofen bei 180 Grad etwa 30 Minuten backen. Dieser Kuchen schmeckt allein gut oder mit Bratensoße. Rezepte für vegane Bratensoßen gibt es zahlreich im Internet.

INFO

BLUTDRUCK-SCHONER

Man kann die getrockneten Samen mit einem Stößel in einem Mörser pulverisieren und als Salzersatz zum Kochen verwenden.

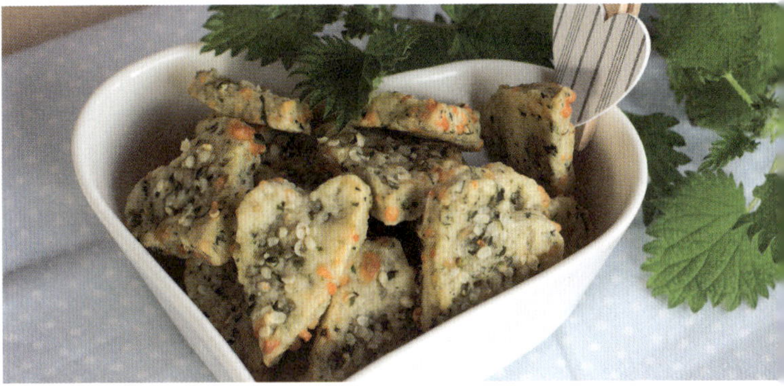

Backwaren und Süßspeisen

Brennnessel-Kekse

(Rezept von Jana Ellmer, Kontakt → Seite 143)

Man braucht hierfür 4 Esslöffel getrocknete Brennnesselsamen, 300 Gramm Haferflocken, 80 Gramm braunen Zucker, 100 Gramm Dinkelmehl, 280 Gramm weiche (Pflanzen-)Butter, 1 Esslöffel geriebene Zitronenschale und 1 Prise Salz. Die Zutaten zu einem Teig verarbeiten und kleine Portionen mit etwas mehr Abstand auf ein Backblech geben (durch den weichen Teig laufen die Kekse etwas in die Breite). Im vorgeheizten Backofen bei 180 Grad 10 bis 12 Minuten backen, bis sie goldbraun sind. Diese Kekse sind ein echter Energiebooster bei anstrengender geistiger Arbeit. Sie schmecken sehr lecker und sind auch eine gesunde Alternative zum industriell hergestellten Teegebäck.

Brennnessel-Bananen-Eis

Frieren Sie pro Person das unzerteilte Fruchtfleisch von 2 Bananen ein. Wälzen Sie sie in Brennnesselsamen, und drücken Sie die Bananen durch die Saftpresse. Das Eis schmeckt cremig wie Sahneeis. Dasselbe können Sie auch mit gefrorenen Durian-Fruchtstücken machen, die Sie tiefgekühlt im Asia-Laden bekommen.

Bezugsquellen und Angebote

Brennnesselprodukte wie Tee, Samen und Wurzeln aus Wildwuchs/Manufaktur im Familienbesitz: www.kasimirlieselotte.de

Bio-Brennnesselkraut pur und in Mischungen, biologische Lebensmittel und Naturprodukte: www.artemis.st

Wildkräuter in Bio-Qualität: www.kraeuterfeld.de

Wildnispädagogik-Ausbildung, auf der man u. a. das Flechten mit Brennnesselfasern lernt: www.wildniswissen.de

Brennnesselfaserseminare: www.feuervogel.ch und https://gea-waldviertler.de (Akademie im österreichischen Waldviertel)

Seminare zu Heilpflanzen: www.heilpflanzenschule.de und www.wildkraeuterkurs.de. Den zweiten Kurs gibt die Brennnessel-Autorin Gabriele Leonie Bräutigam, »eine moderne Hildegard von Bingen« (Brigitte woman). Ihr Wildkräuter-Blog: www.herbalista.eu. Ich empfehle ihr Buch »Brennnessel« auch für weitere köstliche Brennnessel-Rezepte.

Anleitung für die Herstellung eigener Kosmetik aus frischen Kräutern: www.siedekessel.de

Apothekenspezialbedarf auch in kleinen Mengen: www.glas-shop.com

Kräuterkurse und Bergwanderungen mit der kräuterkundigen Bergwanderführerin und Rangerin Barbara Schafflinger in Österreich: www.naturexplore.at

Naturkosmetik für Haut und Haar auf Brennnesselbasis: Jana Ellmer: 01 72-1 53 74 34

Daily BioBasics: Peter Hofmann www.ganzheitlichgesund.center

Azidose-Massagekurse zur Entsäuerung mit Barbara Simonsohn in Hamburg, Berlin und München und auf Einladung auch woanders: www.Barbara-Simonsohn.de

Kurse im authentischen Reiki für Tiefenentspannung, Stressabbau und zur Stärkung des Immunsystems mit Barbara Simonsohn: www.Barbara-Simonsohn.de.

Interessante Internetlinks

Die Geschichte der Brennnessel als Textilpflanze und Informationen zur industriellen Fasergewinnung: www.brennnessel-textil.de

Interessantes Interview von Gabriele Leonie Bräutigam, Autorin von »Brennnessel«, zu Naturkosmetik mit Brennnesseln: www.herbalista.eu/apotheker-interview-brennnessel-als-heilpflanze. Interview mit ihr zur

Brennnessel in der Naturkosmetik: www.herbalista.eu/experten-interview-brennnessel-in-der-naturkosmetik

Offizielle Liste der Monographien der Kommission E, Online-Bibliothek »Klassiker der Phytotherapie«: http://buecher.heilpflanzen-welt.de/BGA-Kommission-E-Monographien/

Homepage der deutschen Gesellschaft für Phytotherapie mit Veranstaltungshinweisen, Texte für Laien: http://www.phytotherapy.org/

Informationen über Heilpflanzen und Botanik für Ärzte, Apotheker und Laien: http://www.pharmakobotanik.de

Bilder von heimischen Heilpflanzen, die auch per E-Mail angefordert werden können: http://www.botanikus.de und http://www.pflanzen-bilder.de

Ausgewählte Studien

Eine sehr gute Übersicht über wissenschaftliche Studien zu den verschiedensten Krankheiten bietet Joshi B. C. u. a., »Pharmacognostical Review of *Urtica dioica* L.«, International Journal of Green Pharmacy, October-December 2014. Im Kapitel zu den Heilanwendungen habe ich viele der in dieser Metaanalyse erwähnten Studien zitiert. Es geht um die gesundheitlich relevanten Inhaltsstoffe, die antidiabetische und die leberschützende Wirkung, den positiven Einfluss auf die Blutfettwerte, die entwässernde Wirkung, die antivirale und antibakterielle Aktivität, die herzschützende und antientzündliche Wirkung, die immunstärkenden Effekte, die Wirkung als Wurmmittel, bei einer gutartig vergrößerten Prostata, die unterstützende Wirkung gegen Krebs und den positiven Effekt bei Bluthochdruck.

Allgemein

Joshi, B. C. u. a., »Pharmacognostical Review of *Urtica dioica* L.«, International Journal of Green Pharmacy, Vol. 8, No 4 (2014), 201–209

Dar, S. A. u. a., »Pharmacological and toxicological evaluation of *Urtica dioica*«, Pharmaceutical Biology, 2013, 51(2): 170–180

Dhouibi, R. u. a., »Screening of pharmacological uses of *Urtica dioica* and other benefits«, Prog Biophys Mol Biol. 2020 Jan; 150: 67–77

Jakubcyk, K. u. a., »Stinging nettle (Urtica dioica L.) botanical characteristics, biochemical composition and health benefits«, Pomeranian J Life Sci. 2015;61(2): 191–8

Allergien

Mittman, P., »Randomized, Double-Blind Study of Freeze-Dried *Urtica dioica* in the Treatment of Allergic Rhinitis«, Planta Medica 56 (1990): S. 44–47

Antibakterielle Wirkung

Al-Wasfi, R. M. u. a., »Studying the hypoglycemic and the antibacterial activity of various plant extract of *Urtica dioica*«, Al-kufa J Biol 2012; 4: 232–42

Antientzündliche Wirkung

Johnson, T. A. u. a., »Lipophilic stinging nettle extracts possess potent anti-inflammatory activity, are not cytotoxic and may be superior to traditional tinctures for treating inflammatory disorders«, Phytomedicine 2013; 10: 143–7

Antioxidatives Potenzial

Khare, V. u. a., »Pharmacognostical evaluation and antioxidant activity of *Urtica dioica* L.«, Chin Med J 2012; 3: 128–35

Orcic, D. u. a., »Quantitative determination of plant phenolics in *Urtica dioica* extracts by high-performance liquid chromatography coupled with tandem mass spectrometric detection«, Food Chem. 2014 Jan 15; 143: 48–53

Antivirale Wirkung

Balzarini, J. u. a., »The mannose-specific plant lectins from Cymbidium hybrid and Epipactis helleborine and the n-specific plant lectin from *Urtica dioica* are potent and selective inhibitors of human immunodeficiency virus and cytomegalovirus replication *in vitro*«, Antiviral Res 1992; 18: 191–207

Blutfettwerte

Harput, U. S. u. a., »Stimulation of lymphocyte proliferation and inhibition of nitric oxide production by aqueous *Urtica dioica* extract«, Phytother Rs 2005; 19: 346–8

Diabetes

Ahangarpour, A. u. a., »Antidiabetic effect of hydroalcoholic *Urtica dioica* leaf extract in male rats with fructose-induced insulin resistance«, Iran J Med Sci 2012; 37: 181–6.

Joshi, B. C. u. a., »Pharmacognostical Review of *Urtica dioica* L.«, International Journal of Green Pharmacy, October–December 2014, S. 205.

Fasern

Bodros, E. und Baley C., »Study of the tensile Properties of Stinging nettle fibres *(Urtica dioica)*«, International Journal of Green Pharmacy, october-december 2014, S. 199–209

Lanzilao, G u. a., »Study of the morphological characteristics and physical properties of Himalayan giant nettle *(Girardinia diversifolia* L.) fibre in comparison with European nettle *(Urtica dioica* L.) fibre«, Materials Letters, 181. pp. 200–203

Gehirn

Toldy, A. u. a., »The beneficial effects of nettle supplementation and exercise on brain lesion and memory in rat«, J Nutr Biochem 2009; 20: 974–81

Geschichte

Bergfjord, C. u. a., »Nettle as a distinct Bronze Age textile plant«, Scientific Reports Vol. 2, September 2012, id. 664

Haarausfall

www.hairlosstalk.com/hair-loss-news/News-sid-248-file-article-pageid-1.php

Herzschutz

Testai, L. u. a., »Cardiovascular effects of *Urtica dioica* L. (Urticaceae) roots extracts: *in-vitro* and *in-vivo* pharmacological studies«, Journal of Ethnopharmacology 81 (2002): 105–109

Zankhana, P., »Cardiovascular effects of *Urtica dioica* L. (Urticaceae) roots extracts: *in vitro* and *in-vivo* pharmacological studies«, Journal of Ethnopharmacology 81 (2002): 105–109

Krebs

Durak. L. u. a., »Aqueous extract of *Urtica dioica* makes significant inhibition on adenosine deaminase activity in prostate tissue from patients with prostate cancer«, Cancer Biol Ther 2004; 3: 855–7

Esposito S u. a., »Therapeutic Perspectives of Molecules from *Urtica dioica* Extracts for Cancer Treatment«, Molecules 2019, 24, 2753; doi: 3390/molecules24152753

Landwirtschaft

Virgilio, N. D. u. a., »The potential of stinging nettle *(Urtica dioica* L.) as a crop with multiple uses«, Industrial Crops and Products Vol. 68, June 2015, 42–49

Loetscher, Y. u. a., »Utility of nettle *(Urtica dioica)* in layer diets as a natural yellow colorant for egg yolk«, Animal Feed

Science and Technology, Vol. 186, Issues 3–4, 13 December 2013, Pages 158–168

Humphries, D. J. und Reynolds, C. K., »The effect of adding stinging nettel *(Urtica dioica)* haylage to a total mixed ration on performance and rumen function of lactating dairy cows«, Animal Feed Science and Technology, Vol. 189, March 2014, Pages 72–81

Leberschutz

Daba, M. H. u. a., »Hepatoprotective activity of thymoquinone in isolated rat hepatocytes«, Toxicol Lett 1998; 95: 23–9

Nieren

Zhang, H. u. a., »Protective effect of Urtica dioica methanol extract against experimentally induced urinary calculi in rats«, Mol Med Rep. 2014 Dec; 10(6): 3157–62

Prostata

Nahata, A. u. a., »Ameliorative effects of stinging nettle *(Urtica dioica)* on testosterone-induced prostatic hyperplasia in rats«, Andrologia 2012; 44: 396–409

Ghorbanibirgani, A. u. a., »The Efficacy of Stinging Nettle *(Urtica dioica)* in Patients with Benign Prostatic Hyperplasia: A Randomized Double-Blind Study in 100 Patients«, Iran Red Cres Med J. 2013; 15(1): 9–10. www.ncbi.nlm.nih.gov/pubmed/17509841

Rheuma

Chrubasik, S. u. a., »Evidence for antirheumatic effectiveness of Herba Urticae dioicae«, in *acute arthritis: A pilot study, in Phytomedicine,* Juni 1997; 4 (2), S. 105–108

Literaturhinweise

»Benefits of Stinging Nettle«, Amazon, Leipzig (ohne Autor)

Bräutigam, Gabriele Leonie: »Brennnessel – Rezepte für Vitalität, Schönheit und Genuss. Veggie Herbal Care & Cooking«, Hans Nietsch Verlag, Freiburg 2016

Dahlem, Pia: »Vorbeugen, heilen und pflegen mit der Brennnessel«, Seehamer Verlag, Weyarn 2000

Fischer, Ludwig: »Brennnesseln«, Naturkunden, Matthes & Seitz, Berlin, o. J.

Frintrup, Mechtilde: »Das Brennnesselbuch – Die magische Nahrungs-, Heil- und Faserpflanze. Mit Rezepten und praktischen Anleitungen«, AT Verlag, München 2020

Karper, Gabriele: »Ein Teller voller Brennessel«, www.bod.de und www.kraeuterschaetze.de

Kluge, Heidelore: »Brennessel – Heilpflanze und mehr«, Haug Verlag, Heidelberg 1999

Natural Herbal Living Magazine (Hrsg.): »Nettle, Urtica dioica«, Amazon, o. J.

Pepperell, Keith: »Tasty Recipes with naughty Stinging Nettles«, Pepperell, 2019

Pfützner, Enrico: »Die Brennnessel – unser wertvollstes Blattgemüse voller Nährstoffe für die Gesundheit und das Wohlbefinden«, Amazon, Wroclav 2018

Popp, Fritz-Albert: »Die Botschaft der Nahrung – Unsere Lebensmittel in neuer Sicht«, Frankfurt 2011

Schilcher, Heinz und Kammerer, Susanne: »Leitfaden Phytotherapie«, Urban & Fischer, 2. Auflage, München und Jena 2003

Schwarzer, Elke: »Meise mag Melisse. Mit den richtigen Pflanzen Lebensräume schaffen für Insekten, Vögel & Co«, Ulmer Verlag, Stuttgart 2020

Simonsohn, Barbara: »Azidose-Therapie. Wie Sie Ihren Körper natürlich entsäuern«, Schirner Verlag, Darmstadt, 2. Aufl. 2017

Simonsohn, Barbara: »Das authentische Reiki. Ganzheitlich heilen mit der ältesten Energiemedizin der Welt«, Jim Humble Verlag, Roermond 2018

Simonsohn, Barbara: »Das Basische Prinzip«, Mankau Verlag, Murnau, 3. Aufl. 2026

Simonsohn, Barbara: »Die 5 Tibeter ganz einfach«, Schirner Verlag, Darmstadt, 2. Aufl. 2020

Simonsohn, Barbara: »Fasten leicht gemacht – verjüngen und entgiften zu Hause«, Schirner Verlag, Darmstadt 2017

Simonsohn, Barbara: »Gerstengrassaft – Verjüngungselixier und naturgesunder Power-Drink«, Windpferd Verlag, Otterstorf, 18. Aufl. 2018

Simonsohn, Barbara: »Reiki-Schule für Einsteiger«, Schirner, Darmstadt, 2. Aufl. 2018

Spannagel, Renate: »Heilkraut Brennnessel – Gesundheitspflege, Teezubereitung, kosmetische Anwendung«, Weltbild Verlag, Augsburg 1998

Steiner, Rudolf: »Geisteswissenschaftliche Grundlagen zum Gedeihen der Landwirtschaft«, Rudolf Steiner Verlag, Dornach 1963 (Rudolf-Steiner-Nachlassverwaltung)

Storl, Wolf-Dieter: »Heilkräuter und Zauberpflanzen zwischen Haustür und Gartentor«, AT Verlag, Aarau 1996

Tolnai, Martina: »Brennnessel – Wohltuendes aus der Natur«, Tosa, Fränkisch-Crumbach 2019

Treben, Maria: »Heilkräuter aus dem Garten Gottes. Guter Rat aus meiner Kräuterbibel für Gesundheit und Wohlbefinden«, Heyne, 10. Auflage, München 1988

Vetters, Simone: »Smoothie – grün – Superfoods vor der eigenen Haustür. 8 Waldkräuter gesund und heilkräftig«, Schirner Verlag, Darmstadt, 2. Aufl. 2017

Warren, Piers: »101 Uses for Stinging Nettles«, Wildeye, UK 2006, www.wildeye.co.uk/trees

Wegner, Ernst u. Hanke, Eva: »Die Heilkraft der Brennessel«, Droemersche Verlagsanstalt, München 2000

Wigmore, Ann: »Schlank, fit und gesund mit Weizengras«, mvg-Verlag, Landsberg am Lech 1998

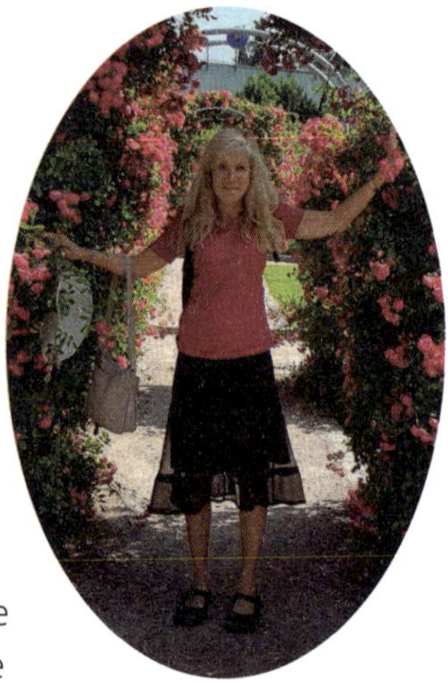

Sie können die Autorin erreichen unter:

Barbara Simonsohn
Holbeinstr. 26
22607 Hamburg
Tel. 0 40-89 53 38
info@barbara-simonsohn.de
www.Barbara-Simonsohn.de

(Bei schriftlichen Anfragen bitte ich um einen frankierten Rückumschlag.)

Endnoten

1 Fischer, Ludwig: »Brennnesseln«, Naturkunden, Matthes & Seitz, Berlin, o. J., S. 144

2 Vgl. Frintrup, Mechtilde: »Das Brennnessel-Buch – Die magische Nahrungs-, Heil- und Faserpflanze. Mit Rezepten und praktischen Anleitungen«, AT Verlag, München 2020, S. 22 f.

3 www.hanna-strack.de

4 Storl, Wolf-Dieter: »Heilkräuter und Zauberpflanzen zwischen Haustür und Gartentor«, AT Verlag, Aarau 1996, S. 28

5 Vgl. Wigmore, Ann: »Schlank, fit und gesund mit Weizengras«, mvg-Verlag, Landsberg am Lech 1998

6 Vgl. Dahlem, Pia: »Vorbeugen, heilen und pflegen mit der Brennnessel«, Seehamer Verlag, Weyarn 2000, S. 21

7 Vgl. Bräutigam, Gabriele Leonie: »Brennnessel – Rezepte für Vitalität, Schönheit und Genuss. Veggie Herbal Care & Cooking«, Hans Nietsch Verlag, Freiburg 2016, S. 15

8 Vgl. ebd.

9 Vgl. Kluge, Heidelore: »Brennessel – Heilpflanze und mehr«, Haug Verlag, Heidelberg 1999, S. 32

10 Vgl. ebd., S. 29

11 Vgl. ebd., S. 27

12 Vgl. ebd., S. 35

13 Vgl. Vetters, Simone: »Smoothie – grün – Superfoods vor der eigenen Haustür. 8 Waldkräuter gesund und heilkräftig«, Schirner Verlag, Darmstadt, 2. Aufl. 2017, S. 32

14 Vgl. Kluge, Heidelore: »Brennessel – Heilpflanze und mehr«, Haug Verlag, Heidelberg 1999, S. 37

15 Vgl. Fischer, Ludwig: »Brennnesseln«, Naturkunden, Matthes & Seitz, Berlin, o. J., S. 99

16 Vgl. ebd., S. 11

17 Vgl. Bräutigam, Gabriele Leonie: »Brennnessel – Rezepte für Vitalität, Schönheit und Genuss. Veggie Herbal Care & Cooking«, Hans Nietsch Verlag, Freiburg 2016, S. 18

18 Vgl. ebd.

19 Vgl. Schilcher, Heinz und Kammerer, Susanne: »Leitfaden Phytotherapie«, Urban & Fischer, 2. Auflage, München und Jena 2003, S. 55

20 Vgl. ebd.

21 Vgl. ebd.

22 Vgl. Bräutigam, Gabriele Leonie: »Brennnessel – Rezepte für Vitalität, Schönheit und Genuss. Veggie Herbal Care & Cooking«, Hans Nietsch Verlag, Freiburg 2016, S. 18

23 Vgl. Tolnai, Martina: »Brennnessel – Wohltuendes aus der Natur«, Tosa, Fränkisch-Crumbach 2019, S. 9

24 Vgl. Vetters, Simone: »Smoothie – grün – Superfoods vor der eigenen Haustür. 8 Waldkräuter gesund und heilkräftig«, Schirner Verlag, Darmstadt, 2. Aufl. 2017, S. 32

25 Steiner, Rudolf: »Geisteswissenschaftliche Grundlagen zum Gedeihen der Landwirtschaft«, Rudolf Steiner Verlag, Dornach 1963, S. 131

26 Vgl. Dar, S. A. u. a.: »Pharmacological and toxicological evaluation

of *Urtica dioica*«, Pharmaceutical Biology, 2013, 51(2): 170–180

27 Vgl. Kluge, Heidelore: »Brennessel – Heilpflanze und mehr«, Haug Verlag, Heidelberg 1999, 19 f.

28 Vgl. Frintrup, Mechtilde: »Das Brennnessel-Buch – Die magische Nahrungs-, Heil- und Faserpflanze. Mit Rezepten und praktischen Anleitungen«, AT Verlag, München 2020, S. 167

29 Vgl. ebd., S. 109

30 Vgl. ebd., S. 110

31 Zitiert nach: Kluge, Heidelore: »Brennessel – Heilpflanze und mehr«, Haug Verlag, Heidelberg 1999, S. 155

32 Vgl. Kluge, Heidelore: »Brennessel – Heilpflanze und mehr«, Haug Verlag, Heidelberg 1999, S. 153

33 Vgl. Warren, Piers: »101 Uses for Stinging Nettles«, Wildeye, UK 2006, S. 59

34 Vgl. Kluge, Heidelore: »Brennessel – Heilpflanze und mehr«, Haug Verlag, Heidelberg 1999, S. 157

35 Vgl. Warren, Piers: »101 Uses for Stinging Nettles«, Wildeye, UK 2006, S. 58

36 Vgl. ebd., S. 57

37 Vgl. Storl, Wolf-Dieter: »Heilkräuter und Zauberpflanzen zwischen Haustür und Gartentor«, AT Verlag, Aarau 1996, S. 33

38 Vgl. Kluge, Heidelore: »Brennessel – Heilpflanze und mehr«, Haug Verlag, Heidelberg 1999, S. 157

39 Vgl. ebd.

40 Warren, Piers: »101 Uses for Stinging Nettles«, Wildeye, UK 2006, S. 32 (Übersetzung der Autorin)

41 Vgl. Frintrup, Mechtilde: »Das Brennnesselbuch – Die magische Nahrungs-, Heil- und Faserpflanze. Mit Rezepten und praktischen Anleitungen«, AT Verlag, München 2020, S. 27

42 Vgl. ebd., S. 54

43 Hanke, Eva und Wegner, Ernst: »Die Heilkraft der Brennessel«, Knaur Verlag, München 2000, S. 13

44 Ebd., S. 27

45 Ebd.

46 Ebd.

47 Vgl. Warren, Piers: »101 Uses for Stinging Nettles«, Wildeye, UK 2006, S. 52

48 Vgl. Treben, Maria: »Heilkräuter aus dem Garten Gottes. Guter Rat aus meiner Kräuterbibel für Gesundheit und Wohlbefinden«, Heyne, 10. Auflage, München 1988, S. 28

49 Vgl. ebd., S. 100

50 Vgl. Duke, James: »Die Grüne Apotheke«, 1997, S. 31

51 Vgl. ebd., S. 44

52 Vgl. Schilcher, Heinz und Kammerer, Susanne: »Leitfaden Phytotherapie«, Urban & Fischer, 2. Auflage, München und Jena 2003, S. 758

53 Vgl. ebd., S. 773

54 Vgl. Treben, Maria: »Heilkräuter aus dem Garten Gottes. Guter Rat aus meiner Kräuterbibel für Gesundheit und Wohlbefinden«, Heyne, 10. Auflage, München 1988, S. 103

55 www.naturexplore.at

56 Vgl. Duke, James: »Die Grüne Apotheke«, 1997, S. 68 f.

57 Joshi, B. C. u. a.: »Pharmacognostical Review of *Urtica dioica* L.«, International Journal of Green Pharmacy, Vol. 8, No 4 (2014), S. 205

58 Vgl. Duke, James: »Die Grüne Apotheke«, 1997, S. 83

59 Vgl. Storl, Wolf-Dieter: »Heilkräuter und Zauberpflanzen zwischen Haustür und Gartentor«, AT Verlag, Aarau 1996, S. 20

60 Vgl. Treben, Maria: »Heilkräuter aus dem Garten Gottes. Guter Rat aus meiner Kräuterbibel für Gesundheit und Wohlbefinden«, Heyne, 10. Auflage, München 1988, S. 37

61 Vgl. Joshi, B. C. u. a.: »Pharmacognostical Review of *Urtica dioica* L.«, International Journal of Green Pharmacy, Vol. 8, No 4 (2014), S. 206

62 Vgl. ebd., S. 205

63 Treben, Maria: »Heilkräuter aus dem Garten Gottes. Guter Rat aus meiner Kräuterbibel für Gesundheit und Wohlbefinden«, Heyne, 10. Auflage, München 1988, S. 25

64 Vgl. Bräutigam, Gabriele Leonie: »Brennnessel – Rezepte für Vitalität, Schönheit und Genuss.« Veggie Herbal Care & Cooking«, Hans Nietsch Verlag, Freiburg 2016, S. 14 f.

65 Vgl. Natural Herbal Living Magazine, »Nettle«, S. 5

66 Vgl. Storl, Wolf-Dieter: »Heilkräuter und Zauberpflanzen zwischen Haustür und Gartentor«, AT Verlag, Aarau 1996, S. 19

67 Vgl. Joshi, B. C. u. a.: »Pharmacognostical Review of *Urtica dioica* L.«, International Journal of Green Pharmacy, Vol. 8, No 4 (2014), S. 205

68 Vgl. Treben, Maria: »Heilkräuter aus dem Garten Gottes. Guter Rat aus meiner Kräuterbibel für Gesundheit und Wohlbefinden«, Heyne, 10. Auflage, München 1988, S. 120

69 Vgl. Joshi, B. C. u. a.: »Pharmacognostical Review of *Urtica dioica* L.«, International Journal of Green Pharmacy, Vol. 8, No 4 (2014), S. 205

70 Vgl. Joshi, B. C. u. a.: »Pharmacognostical Review of *Urtica dioica* L.«, International Journal of Green Pharmacy, Vol. 8, No 4 (2014), S. 206

71 Vgl. Schilcher, Heinz und Kammerer, Susanne: »Leitfaden Phytotherapie«, Urban & Fischer, 2. Auflage, München und Jena 2003, S. 54

72 www.bfarm.de

73 Vgl. Schilcher, Heinz und Kammerer, Susanne: »Leitfaden Phytotherapie«, Urban & Fischer, 2. Auflage, München und Jena 2003, S. 656

74 Vgl. Treben, Maria: »Heilkräuter aus dem Garten Gottes. Guter Rat aus meiner Kräuterbibel für Gesundheit und Wohlbefinden«, Heyne, 10. Auflage, München 1988, S. 127

75 Vgl. ebd., S. 130

76 Journal of Ethnopharmacology 90 (2004), Seite 205–215

77 Vgl. Warren, Piers: »101 Uses for Stinging Nettles«, Wildeye, UK 2006, S. 55

78 Vgl. Weiß, R. F.: »Moderne Pflanzen-Heilkunde«, Kneipp Verlag, Bad Wörishofen, 1991, S. 92

79 Vgl. Dahlem, Pia: »Vorbeugen, heilen und pflegen mit der Brennnessel«, Seehamer Verlag, Weyarn 2000, S. 33

80 Vgl. Treben, Maria: »Heilkräuter aus dem Garten Gottes. Guter Rat aus meiner Kräuterbibel für Gesundheit und Wohlbefinden«, Heyne, 10. Auflage, München 1988, S. 58

81 Vgl. Duke, James: »Die Grüne Apotheke«, ohne Verlag und Verlagsort, 1997, S. 275

82 Vgl. Joshi, B. C. u. a.: »Pharmacognostical Review of *Urtica dioica* L.«, International Journal of Green Pharmacy, Vol. 8, No 4 (2014), S. 206

83 Vgl. Treben, Maria: »Heilkräuter aus dem Garten Gottes. Guter Rat aus meiner Kräuterbibel für Gesundheit und Wohlbefinden«, Heyne, 10. Auflage, München 1988, S. 147

84 Vgl. Duke, James: »Die Grüne Apotheke«, ohne Verlag und Verlagsort, 1997, S. 285

85 Vgl. Kluge, Heidelore: »Brennessel – Heilpflanze und mehr«, Haug Verlag, Heidelberg 1999, S. 69

86 Vgl. Joshi, B. C. u. a.: »Pharmacognostical Review of *Urtica dioica* L.«, International Journal of Green Pharmacy, Vol. 8, No 4 (2014), S. 206

87 Vgl. ebd., S. 205

88 Vgl. Dahlem, Pia: »Vorbeugen, heilen und pflegen mit Brennnessel«, Seehamer Verlag, Weyarn 2000, S. 60

89 Vgl. Duke, James: »Die Grüne Apotheke«, ohne Verlag und Verlagsort, 1997, S. 417

90 Vgl. Treben, Maria: »Heilkräuter aus dem Garten Gottes. Guter Rat aus meiner Kräuterbibel für Gesundheit und Wohlbefinden«, Heyne, 10. Auflage, München 1988, S. 166

91 Vgl. Dahlem, Pia: »Vorbeugen, heilen und pflegen mit der Brennnessel«, Seehamer Verlag, Weyarn 2000, S. 61

92 Vgl. Treben, Maria: »Heilkräuter aus dem Garten Gottes. Guter Rat aus meiner Kräuterbibel für Gesundheit und Wohlbefinden«, Heyne, 10. Auflage, München 1988, S. 170

93 Vgl. Schilcher, Heinz und Kammerer, Susanne: »Leitfaden Phytotherapie«, Urban & Fischer, 2. Auflage, München und Jena 2003, S. 656

94 Vgl. Warren, Piers: »101 Uses for Stinging Nettles«, Wildeye, UK 2006, S. 50; sowie Joshi, B. C. u. a.: »Pharmacognostical Review of *Urtica dioica* L.«, International Journal of Green Pharmacy, Vol. 8, No 4 (2014), S. 206

95 Vgl. Joshi, B. C. u. a.: »Pharmacognostical Review of *Urtica dioica* L.«, International Journal of Green Pharmacy, Vol. 8, No 4 (2014), S. 206

96 http://www.ncbi.nlm.nih.gov/pubmed/17509841

97 Vgl. ebd.

98 Vgl. ebd.

99 Storl, Wolf-Dieter: »Heilkräuter und Zauberpflanzen zwischen Haustür und Gartentor«, AT Verlag, Aarau 1996, S. 21

100 Vgl. Natural Herbal Living Magazine (Hrsg.), »Nettle«, S. 7

101 Vgl. Treben, Maria: »Heilkräuter aus dem Garten Gottes. Guter Rat aus meiner Kräuterbibel für Gesundheit und Wohlbefinden«, Heyne, 10. Auflage, München 1988, S. 138

102 Vgl. Joshi, B. C. u. a., »Pharmacognostical Review of *Urtica dioica* L., International Journal of Green Pharmacy, Vol. 8, No 4 (2014), S. 205

103 Vgl. ebd.

104 Vgl. Natural Herbal Living Magazine (Hrsg.), »Nettle«, S. 7

105 Vgl. Warren, Piers: »101 Usesfor Stinging Nettles«, Wildeye, UK, 2006, S. 27

Register

Aus unserer Kompakt-Reihe

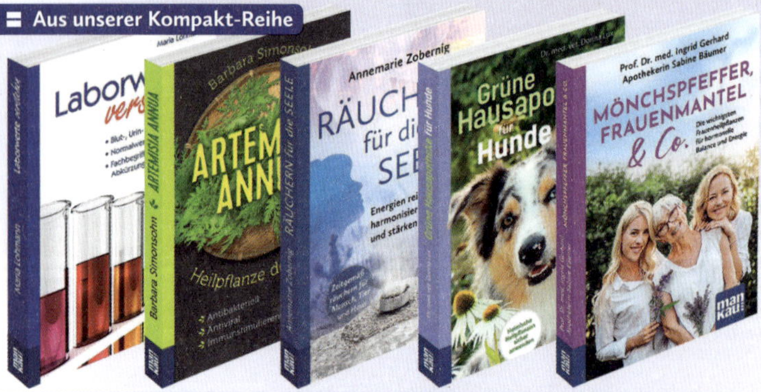

Alles auf einen Blick: **www.gesundheit-kompakt.info**

Casagrande: **Bachblüten in Schwangerschaft, Geburt und Stillzeit**
ISBN 978-3-86374-432-8

Drach-Schauer: **Kleine Fußschule**
ISBN 978-3-86374-617-9

Fischer: **Heimische Heil- und Vitalpilze**
ISBN 978-3-86374-710-7

Gerhard/Bäumer: **Mönchspfeffer, Frauenmantel & Co.**
ISBN 978-3-86374-775-6

Hätscher-Rosenbauer: **Kleine Augenschule**
ISBN 978-3-86374-314-7

Harnisch: **Moringa oleifera**
ISBN 978-3-86374-193-8

Haider-Wallner: **So klappt's mit dem Welt-Retten**
ISBN 978-3-86374-550-9

Höfler: **Energiequelle Beckenboden**
ISBN 978-3-86374-420-5

Höfler: **Kleine Rückenschule**
ISBN 978-3-86374-329-1

Kunisch: **Essbare Heilkräuter und Wildpflanzen**
ISBN 978-3-86374-788-6

Lohmann: **Laborwerte verstehen**
ISBN 978-3-86374-158-7

Lux: **Grüne Hausapotheke f. Hunde**
ISBN 978-3-86374-641-4

Lux: **Grüne Hausapotheke f. Katzen**
ISBN 978-3-86374-655-1

Neumayer: **Erste Hilfe bei Hitzewallungen & Co.**
ISBN 978-3-86374-435-9

Neumayer: **Multitalent Zink**
ISBN 978-3-86374-317-8

Reik: **Tai Chi für zwischendurch**
ISBN 978-3-86374-377-2

Rias-Bucher: **Garten-Smoothies**
ISBN 978-3-86374-199-0

Rias-Bucher: **Smoothies für Körper, Geist und Seele**
ISBN 978-3-86374-164-8

Rias-Bucher: **Winter-Smoothies**
ISBN 978-3-86374-181-5

Röcker: **Heilen mit Bachblüten**
ISBN 978-3-86374-661-2

Simonsohn: **Artemisia annua**
ISBN 978-3-86374-474-8

Simonsohn: **Baobab. Die heilsame Frucht des Apothekerbaums**
ISBN 978-3-86374-614-8

Simonsohn: **Brennnessel**
ISBN 978-3-86374-652-0

Simonsohn: **Die Schafgarbe**
ISBN 978-3-86374-778-7

Simonsohn: **Heilsame Küchenkräuter**
ISBN 978-3-86374-758-9

Simonsohn: **Holunder – Juwel der Hausapotheke**
ISBN 978-3-86374-717-6

Simonsohn: **Löwenzahn**
ISBN 978-3-86374-694-0

Simonsohn: **Salbei – Mutter aller Heilpflanzen**
ISBN 978-3-86374-706-0

Simonsohn: **Zistrose**
ISBN 978-3-86374-611-7

Straubinger: **Säure-Basen-Balance**
ISBN 978-3-86374-255-3

Weidinger/Weidinger: **Achtsamkeit für jeden Tag**
ISBN 978-3-86374-261-4

Wolffskeel: **Die 12 Salze des Lebens**
ISBN 978-3-86374-129-7

Wormer: **Fibromyalgie**
ISBN 978-3-86374-211-9

Wormer: **Natürliche Antidepressiva**
ISBN 978-3-86374-664-3

Zobernig: **Räuchern für die Seele**
ISBN 978-3-86374-535-6

Unsere Bücher erhalten Sie in Ihrer Buchhandlung!
Besuchen Sie auch unsere Internetseite mit Webshop, Leseproben, Autorenvideos, Newsletter und mehr: **www.mankau-verlag.de**

man kau